Saoussen Chouchene
Rihem Mezrigui
Achraf Amara

Farmacogenética dos agentes antiplaquetários

Saoussen Chouchene
Rihem Mezrigui
Achraf Amara

Farmacogenética dos agentes antiplaquetários

Otimização personalizada da terapêutica antiplaquetária: descobrir o poder da farmacogenética

ScienciaScripts

Imprint

Any brand names and product names mentioned in this book are subject to trademark, brand or patent protection and are trademarks or registered trademarks of their respective holders. The use of brand names, product names, common names, trade names, product descriptions etc. even without a particular marking in this work is in no way to be construed to mean that such names may be regarded as unrestricted in respect of trademark and brand protection legislation and could thus be used by anyone.

Cover image: www.ingimage.com

This book is a translation from the original published under ISBN 978-620-6-72113-0.

Publisher:
Sciencia Scripts
is a trademark of
Dodo Books Indian Ocean Ltd. and OmniScriptum S.R.L publishing group

120 High Road, East Finchley, London, N2 9ED, United Kingdom
Str. Armeneasca 28/1, office 1, Chisinau MD-2012, Republic of Moldova, Europe
Printed at: see last page
ISBN: 978-620-8-13171-5

ÍNDICE DE CONTEÚDOS

INTRODUÇÃO

As plaquetas desempenham um papel fundamental na hemostase primária, mas também contribuem significativamente para a formação de coágulos patológicos e para a oclusão dos vasos. Uma vez que o enfarte do miocárdio é mais frequentemente causado pela sobreposição de um coágulo rico em plaquetas à doença arterial coronária existente, os agentes antiplaquetários são essenciais no tratamento e prevenção secundária das síndromes coronárias agudas (SCA) e durante a intervenção coronária percutânea (ICP)[1].

A utilidade dos antiagregantes plaquetários tem sido destacada em vários trabalhos seminais, que enfatizam a sua importância na prevenção da isquémia cerebral devida a vários processos patológicos. Embora estes fármacos sejam extremamente eficazes do ponto de vista populacional em estudos clínicos, a sua eficácia num determinado doente pode variar em função de uma multiplicidade de factores, principalmente ligados ao genótipo[2].

O estudo da farmacogenética permite otimizar o tratamento medicamentoso em função das caraterísticas fisiológicas do doente. Esta rápida evolução da "medicina baseada na evidência" para a "medicina de precisão" reflecte-se num aumento do volume de investigação neste domínio e na aplicação clínica dos seus resultados[3].

O estudo da variabilidade genética é difícil porque requer geralmente a análise de uma grande população para ser suficientemente poderoso para encontrar diferenças em (por vezes) pequenas subpopulações. No domínio da medicina cardiovascular, em particular, os novos medicamentos antiplaquetários expandiram-se rapidamente na última década. Neste contexto, o nosso trabalho centra-se na análise das variantes genéticas que influenciam as respostas individuais aos fármacos antiplaquetários.

1. FARMACOGENÉTICA

1.1. Definição de pharmacogenetics

A farmacogenética foi definida como "... o estudo da hereditariedade e da resposta aos medicamentos". É sabido que os indivíduos reagem de forma diferente ao tratamento medicamentoso; certos medicamentos que são eficazes ou bem tolerados por algumas pessoas podem ser ineficazes ou tóxicos para outras. Ao identificar polimorfismos funcionais no genoma, o objetivo é adaptar a dosagem de certos medicamentos a cada indivíduo e identificar os indivíduos em risco de desenvolver efeitos indesejáveis dos medicamentos [4].

Uma vez administrado ao organismo, um determinado medicamento passa por várias etapas antes de ser eliminado. Primeiro, é absorvido pelo organismo, depois distribuído para o seu local de ação, onde interage com o seu alvo, recetor ou enzima. Em seguida, é metabolizada e finalmente excretada. Em cada uma destas fases, as variações genéticas podem ter uma influência significativa. A farmacogenética é, por conseguinte, o resultado de observações que indicam variações clínicas resultantes de variações no metabolismo dos medicamentos devido à herança genética [5].

1.2. História e conceito

A história da farmacogenética começou quando os clínicos observaram que os níveis plasmáticos de certas moléculas administradas em doses padrão eram significativamente mais altos ou mais baixos em certos pacientes, o que levou à descoberta da origem genética dessas variações. O termo "farmacogenética" foi cunhado por Friederich Vogel em 1959 para definir uma nova ciência que aplicava a genética e a farmacologia para estudar a influência da hereditariedade na resposta aos medicamentos. Os primeiros relatos de caraterísticas farmacogenéticas "clássicas" referiam-se a perturbações do metabolismo dos fármacos, em que variações num único gene de disposição de fármacos causavam uma resposta "genética" a um fármaco. resposta anormal à medicação. Estes traços comportaram-se como traços monogénicos altamente penetrantes[6].

No entanto, a variabilidade genética na resposta aos medicamentos é principalmente atribuída a caraterísticas complexas que envolvem vários genes com papéis compensatórios ou sobrepostos. Consequentemente, a avaliação desta variabilidade é também mais complexa. Para ter em conta esta complexidade, a farmacogenética evoluiu para a farmacogenómica, que estuda a influência de múltiplos genes, incluindo as vias relevantes e, em última análise, todo o genoma (e os seus produtos), na medida em que influenciam a resposta aos medicamentos. A farmacogenómica tem em conta as variações herdadas (linha germinal) e adquiridas (somáticas; em tumores) do ácido desoxirribonucleico (ADN), para além das variações na expressão do ácido ribonucleico (ARN) [7].

Este novo domínio combina a farmacologia clássica e a genómica e aplica a utilização da informação genética, tanto a nível da população como do doente, para fazer avançar a investigação e o desenvolvimento de medicamentos e para gerir a seleção e a dosagem dos mesmos.

1.3. Princípios de genética e genómica

Os polimorfismos genéticos podem influenciar o efeito de um fármaco, alterando a sua farmacocinética, farmacodinâmica ou ambas (**Figura 1**), que são os dois principais factores determinantes das diferenças interindividuais nas respostas aos fármacos. A farmacocinética diz respeito à quantidade de fármaco necessária para atingir o seu local-alvo no organismo, enquanto a farmacodinâmica diz respeito à forma como os alvos, como os receptores, os canais iónicos e as enzimas, respondem aos diferentes fármacos [8]. Os polimorfismos genéticos nos transportadores de fármacos e nas enzimas de fase 1 do metabolismo dos fármacos podem alterar as propriedades farmacocinéticas e farmacodinâmicas dos fármacos administrados, dos seus metabolitos ou de ambos no local-alvo, alterando assim a farmacocinética e a farmacodinâmica dos fármacos, o que conduz à variabilidade das respostas aos fármacos. Em teoria, o polimorfismo de nucleótido único (SNP) ou conjuntos de SNP estreitamente relacionados (haplótipos) em genes envolvidos nas vias farmacocinéticas e farmacodinâmicas, em qualquer fase, podem afetar a resposta global de um indivíduo ao medicamento[9].

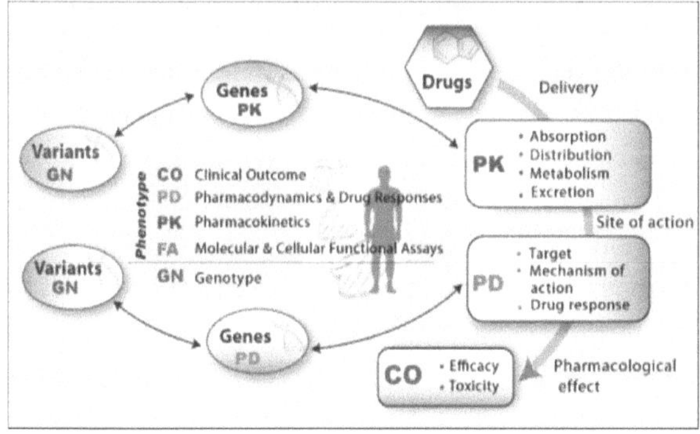

Figura 1: Efeito dos polimorfismos genéticos na resposta dos indivíduos aos medicamentos [10].

CO: resultado clínico; PD: farmacodinâmica; PK: farmacocinética; GN: genótipo

1.3.1. Polimorfismos nos genes que codificam as enzimas de fase I no metabolismo dos medicamentos

1.3.1.1. Citocromo P450 2D6

O citocromo P450 (CYP), um grupo grande e diversificado da superfamília de enzimas contendo heme, está envolvido no metabolismo oxidativo de moléculas estruturalmente diversas, como medicamentos, produtos químicos e ácidos gordos. O polimorfismo genético nos genes que codificam os membros do CYP foi registado pela primeira vez para o CYP2D6. O gene CYP2D6, altamente polimórfico, está localizado no cromossoma 22q13.1 e é constituído por nove exões e oito intrões[11].

Até à data, foram descritas mais de 100 variantes genéticas do CYP2D6, que resultam em mutações pontuais, duplicações, inserções ou supressões de um ou mais nucleótidos, ou mesmo supressões de genes inteiros. Os indivíduos portadores de diferentes variantes alélicas do CYP2D6 foram classificados como metabolizadores pobres (PM), metabolizadores intermédios (IM), metabolizadores extensivos (EM) e metabolizadores ultra-rápidos (UM), de acordo com a natureza metabólica dos fármacos e o grau de envolvimento destas variantes no metabolismo dos fármacos. Embora represente apenas 2 a 4% da quantidade total de CYP no fígado, o CYP2D6 metaboliza ativamente cerca de 20 a 25% de todos os fármacos administrados. Os medicamentos metabolizados pelo CYP2D6 incluem antidepressivos tricíclicos, inibidores da recaptação da serotonina, antiarrítmicos, neurolépticos e β-bloqueadores[12].

A presença significativa de polimorfismos no gene CYP2D6 afecta significativamente as respostas fenotípicas aos medicamentos. Foi observada uma diferença de até 10 vezes na dose necessária para obter a mesma concentração plasmática em diferentes indivíduos. O dextrometorfano, a debrisoquina, o bufuralol e a esparteína são os fármacos-sonda utilizados para a fenotipagem in vivo do CYP2D6. Dependendo do fenótipo CYP2D6, a população caucasiana compreende aproximadamente 5 a 10% dos PM, 10 a 17% dos IM, 70 a 80% dos EM e 3 a 5% dos UM[13].

As percentagens de PM, IM, EM e UM diferem de um grupo étnico para outro devido à grande variabilidade na distribuição dos alelos CYP2D6.

Os indivíduos com o fenótipo UM podem metabolizar os substratos CYP2D6 administrados num período de tempo muito mais curto do que os indivíduos com os fenótipos IM ou PM. Este facto leva a concentrações plasmáticas muito baixas do medicamento, com uma potencial perda de eficácia. Consequentemente, seriam necessárias doses mais elevadas do medicamento para atingir concentrações efectivas, o que poderia ser fatal no caso de medicamentos com um índice terapêutico estreito. Em particular, foi registado que um grande número (cerca de 10 a 30%) de sauditas e etíopes possui o alelo CYP2D6*2XN. Por outro lado, os indivíduos portadores do CYP2D6*3, *4, *5 e *6 (fenótipo PM) encontram-se na situação oposta. Estas variantes alélicas conduzem a enzimas CYP2D6 inactivas, o que significa que os indivíduos em causa têm níveis plasmáticos elevados de medicamentos, aumentando o risco de efeitos secundários e exigindo a administração de doses reduzidas de medicamentos[14].

O pró-fármaco tamoxifeno é um modulador seletivo do recetor de estrogénio (OR) utilizado no tratamento de doentes com cancro da mama OR-positivo. O tamoxifeno é ativamente catalisado em endoxifeno e 4-hidroxitamoxifeno por várias CYP, sendo a CYP2D6 a enzima limitadora da taxa. Os níveis plasmáticos de endoxifeno em doentes com UM são geralmente mais elevados do que em doentes com PM e IM devido à presença de várias cópias funcionais da CYP2D6[15].

Em doentes com cancro da mama RO-positivo tratadas com tamoxifeno por ressecção cirúrgica, foi registada uma prevalência significativamente menor de afrontamentos moderados a graves, bem como um maior risco de recidiva da doença, em mulheres com o genótipo CYP2D6*4/*4 do que em doentes com um ou nenhum alelo CYP2D6*4 (20%). A codeína é um analgésico comummente prescrito que é convertido no seu metabolito ativo, a morfina, e actua nos receptores mu-opióides para induzir analgesia. A afinidade da morfina pelos receptores mu-opióides é 200 vezes maior do que a da codeína. Curiosamente, a conversão da codeína em morfina também é catalisada pelo CYP2D6, que demonstrou ser a enzima chave responsável pelo efeito analgésico da codeína. O fenótipo CYP2D6 é, portanto, um fator determinante na analgesia opióide. Os indivíduos com o fenótipo PM podem converter apenas 10% de uma dose de codeína em morfina, ao passo que esta conversão é de cerca de 40% e 51% em MEs e UMs, respetivamente. Por conseguinte, em indivíduos com variantes alélicas nulas do CYP2D6, a codeína não é recomendada como analgésico devido à conversão enzimática mínima da codeína em morfina. Por outro lado, pode ocorrer um risco mais elevado de toxicidade da morfina em doentes com o fenótipo UM devido à rápida conversão da codeína em morfina. A situação seria ainda mais devastadora nas UM que são mães lactantes, uma vez que a dose normal de codeína pode resultar em níveis fatais de morfina no leite materno. As variantes alélicas *10, *17 e *41 do CYP2D6 apresentam uma atividade catalítica normal, mas estão por vezes associadas a uma atividade metabólica intermédia ou baixa[16].

1.3.1.2. Citocromo P450 2C9

De acordo com vários estudos in vitro, ser portador de um ou de ambos os alelos mutantes do CYP 2C9 provoca uma redução de 5-20% na atividade catalítica destas enzimas. O citocromo P450 2C9 é uma enzima hepática que metaboliza muitos medicamentos, incluindo a varfarina e outros medicamentos anti-vitamina K (AVK). Procuram-se classicamente duas variantes alélicas, CYP2C9*2 e CYP2C9*3, que apresentam uma atividade catalítica reduzida[17]. Nas populações iraniana e paquistanesa, a prevalência de CYP2C9*2 e CYP2C9*3 é mais elevada do que nas outras populações. Por outro lado, as populações chinesa, vietnamita, coreana, boliviana e malaia têm uma frequência alélica da variante CYP2C9*1 superior a 90%, ao passo que a variante alélica CYP2C9*2 não foi detectada nas populações coreana, chinesa e vietnamita, mas está presente a 1% na população japonesa. Além disso, nenhum indivíduo das populações sul-africana ou zimbabueana foi notificado como portador do alelo CYP2C9*2[18].
As variações inter-individuais e inter-étnicas dos polimorfismos do CYP2C9 são clinicamente significativas, particularmente em doentes submetidos a tratamento anticoagulante com varfarina. A varfarina é um dos anticoagulantes orais mais amplamente prescritos. A varfarina clinicamente disponível é uma mistura racémica de enantiómeros R e S, sendo que o isómero S apresenta uma potência anticoagulante cerca de 5 vezes superior à do isómero R. A inativação da S-varfarina ativa é quase exclusivamente mediada pelo CYP2C9. Os doentes com

uma elevada frequência de alelos CYP2C9 de tipo selvagem ou CYP2C9*1 excretam normalmente a S-varfarina do organismo. Em contraste, os PM com frequências elevadas de alelos CYP2C9*2, CYP2C9*3, ou ambos, têm uma capacidade reduzida de metabolizar a S-varfarina e, por conseguinte, necessitam de doses mais baixas do medicamento para obter respostas terapêuticas. Assim, os PM têm um maior risco de hemorragia interna do que os indivíduos com uma maior frequência do alelo CYP2C9*1 quando tratados com varfarina. Embora os polimorfismos nos genes que codificam os factores de coagulação sanguínea também contribuam para o risco de hemorragia e para a necessidade de ajustar a dose inicial de varfarina, os polimorfismos no gene CYP2C9 continuam a exercer uma maior influência[10].

1.3.1.3.   Citocromo P450 2C19

O CYP2C19 polimórfico, localizado no cromossoma 10q24, codifica outro membro da família CYP. O CYP2C19 pode metabolizar muitos medicamentos de administração comum, como ansiolíticos (diazepam), inibidores da bomba de protões (IBP), anticonvulsivantes (S-mefenitoína) e biguanidas antimaláricas. Até à data, foram identificadas mais de 35 variantes do CYP2C19 e cerca de 2.000 SNP, com um aumento constante do número de SNP registados. Destas, CYP2C19*2 e CYP2C19*3 são as variantes mais comuns que foram objeto de um estudo aprofundado. Ambas são variantes nulas e os doentes portadores destas variantes são, por conseguinte, classificados como PM. A CYP2C19*2 é a variante alélica mais comum, causada por uma alteração de um único nucleótido no exão 5 (G > A), resultando num local de emenda anormal e conferindo actividades enzimáticas reduzidas à CYP2C19[19].

A variante CYP2C19*2 está presente com uma frequência alélica elevada (30%) nos indianos do sul, mas com a frequência mais baixa (2,9%) nas Ilhas Faroé. Em contrapartida, a variante CYP2C19*3 está presente em frequências alélicas mais elevadas nos japoneses (cerca de 13%) e em frequências mais baixas nos italianos, sul-africanos, gregos, europeus-americanos e outras populações. Foi relatado que cerca de 15-25% dos coreanos, japoneses e chineses são PMs do anticonvulsivo S-mefenitoína. A atividade do omeprazol, um medicamento recomendado para o tratamento de úlceras pépticas e da doença do refluxo gastro-esofágico, demonstrou ser altamente dependente dos genótipos CYP2C19 dos doentes[10].

1.3.1.4. Citocromo P450 3A4 e 3A5

Foram descritos mais de 2 SNP do CYP3A4, o mais estudado dos quais é o localizado na região 5' deste gene, designado CYP3A4*1B. Estudos de transplante renal demonstraram que as pessoas que tomam tacrolimus (Tac), portadoras do polimorfismo CYP3A4*1B, necessitam de doses mais elevadas e, por conseguinte, têm níveis residuais de tac mais baixos em comparação com os portadores do genótipo de tipo selvagem. Outro polimorfismo, CYP3A4*22, demonstrou em estudos estar envolvido em variações na dose de Tac necessária. Os portadores desta variante apresentam uma redução da expressão hepática da enzima em causa, o que leva a uma redução do metabolismo nestes doentes, que correm o risco de sobredosagem e, por isso, necessitam de doses médias a baixas de Tac[20].

Os indivíduos portadores do alelo CYP3A53 têm uma variação de sequência no intrão 3 que leva à criação de um local de emenda e resulta na formação prematura de um códão de paragem, produzindo uma proteína truncada. Vários estudos demonstraram a associação deste polimorfismo do CYP3A5 com as necessidades de Tac. Os doentes com um genótipo CYP3A51/*1 têm um metabolismo intestinal e hepático elevado, necessitando de uma dose diária mais elevada para obter níveis residuais adequados de Tac. A maior frequência deste alelo na população negra poderia explicar em parte os resultados menos favoráveis observados após o transplante nesta população[21].

1.3.2. Polimorfismos nos genes que codificam os transportadores de medicamentos

Um medicamento pode ter um efeito benéfico ou tóxico num determinado doente. A natureza e a extensão deste efeito dependem em grande medida das taxas de absorção, distribuição e excreção do fármaco. Os transportadores de fármacos controlam essencialmente o movimento de todos os fármacos e dos seus metabolitos activos ou inactivos para dentro e para fora das células. Consequentemente, os polimorfismos nos genes dos transportadores de fármacos podem alterar as taxas de absorção, distribuição e excreção e, em última análise, a segurança e a eficácia dos fármacos administrados. Os transportadores ATP Binding Cassette (ABC) e Solute Carrier (SLC) são duas superfamílias de proteínas de transporte ubíquas de membrana envolvidas na absorção, distribuição e eliminação de fármacos[10].

Os transportadores ABC transportam frequentemente fármacos e outras substâncias contra o gradiente de concentração, utilizando o trifosfato de adenosina (ATP) como fonte de energia [22]. Na superfamília dos transportadores ABC de fármacos, foram identificados 49 genes, que se dividem em sete subfamílias, de ABCA a ABCG. O impacto de alguns polimorfismos importantes nas actividades de transporte de fármacos de vários transportadores ABC está resumido na **Figura 2**.

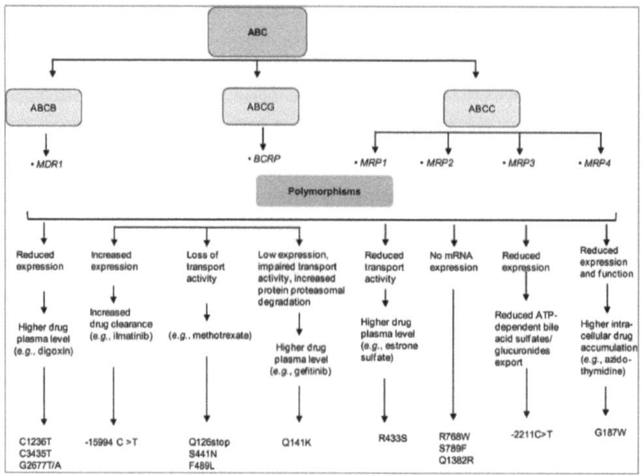

Figura 2: Influência dos polimorfismos genéticos dos transportadores de adenosina trifosfato Binding Cassette nas actividades de transporte de medicamentos [10].

ABC: Transportador de cassetes de ligação ATP; MDR1: proteína de resistência a múltiplos fármacos 1; BCRP: proteína de resistência ao cancro da mama; MRP: proteína associada à resistência a múltiplos fármacos.

Além disso, foram identificados cerca de 360 genes na superfamília SLC, classificados em 46 subfamílias, entre as quais os membros das subfamílias do transportador de aniões orgânicos, do polipeptídeo do transportador de aniões orgânicos e do transportador de catiões orgânicos desempenham um papel particularmente importante na eliminação de fármacos. Além disso, os polimorfismos nos genes que codificam os membros das famílias SLCO, SLC22 e SLC47 da superfamília SLC desempenham um papel fundamental na modulação das actividades de transporte de fármacos dos transportadores correspondentes (**Figura 3**).

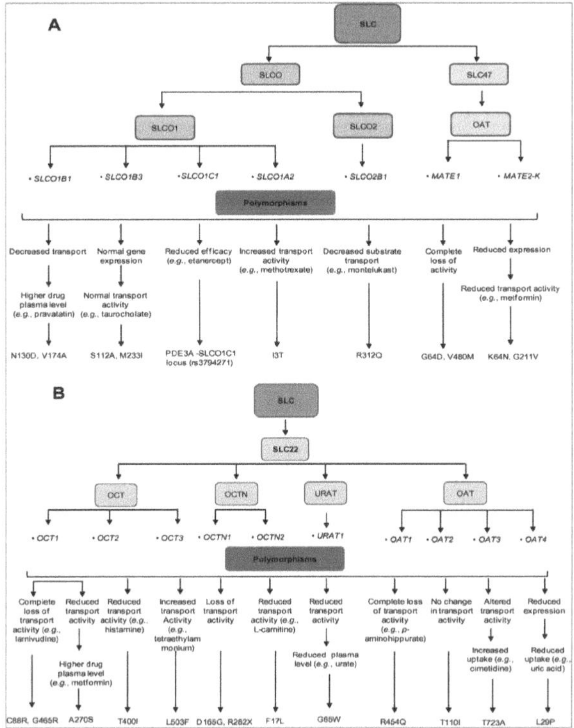

Figura 3: Alterações nas actividades de transporte de fármacos dos transportadores de soluto por polimorfismos genéticos [10].
SLC: transportador de soluto; SLCO: transportador de soluto anião orgânico; OCT: transportador de catião orgânico; OCTN: transportador de catião orgânico novel; OAT: transportador de anião orgânico; MATE1: proteína de extrusão de toxinas e fármacos 1; URAT: transportador de urato.

1.3.3. Polimorfismos nos genes envolvidos na variaçãofarmacodinâmica

A farmacodinâmica reflecte a capacidade de um fármaco para influenciar os seus alvos, normalmente um recetor ou uma enzima, e pode envolver tanto efeitos intencionais como não intencionais. As variações farmacodinâmicas incluem a variação genética dos níveis de expressão no alvo, como no caso do alvo molecular humano da varfarina, VKORC1**[23]**.

O gene VKORC1 codifica a enzima VKORC, uma enzima chave no ciclo de regeneração da vitamina K. É o alvo farmacológico dos AVK. Este gene contém vários polimorfismos genéticos, dos quais os mais estudados se situam na região promotora 1639g>A, na região não codificante 5' (VKORC1*2, rs9934438). Este último está em desequilíbrio de ligação com o polimorfismo VKORC1*intron. De acordo com os dados publicados na literatura, a presença do polimorfismo VKORC1*2 provoca uma redução da atividade transcricional de cerca de 45%, sendo que os indivíduos portadores deste alelo necessitam de doses mais baixas de AVK do que os indivíduos portadores do alelo de tipo selvagem. O genótipo VKORC1 prevê assim a resposta aos AVK (e, por conseguinte, o risco de hemorragia), explicando 30 a 40% da variabilidade da dosagem de acenocumarol. Nos caucasianos, a frequência do alelo A mutado é de cerca de 43%, e vários estudos demonstraram o benefício da genotipagem na determinação da dose necessária de AVK antes de iniciar o tratamento[24].

1.4. As vantagens da farmacogenética

Os principais objectivos dos biomarcadores farmacogenéticos são selecionar o tratamento e a dosagem adequados para cada doente; os medicamentos que são metabolizados principalmente por uma única enzima devem ser evitados nos metabolizadores pobres (alelos nulos), enquanto podem ser feitos ajustes de dosagem no caso de uma atividade parcialmente reduzida ou aumentada. No entanto, as previsões dos biomarcadores da atividade enzimática apresentam frequentemente uma variabilidade considerável, mesmo quando o conhecimento genómico é tido em conta, o que limita a sua utilidade clínica, como é o caso das variantes do CYP2D6. As decisões terapêuticas devem, por conseguinte, ter em conta múltiplos factores pessoais, incluindo a adesão ao tratamento, que pode desempenhar um papel importante, nomeadamente com os antipsicóticos[25].
A inclusão de biomarcadores farmacogenéticos tem o potencial de reduzir os eventos adversos e melhorar os resultados terapêuticos. No entanto, as variantes presentes nos transportadores e receptores, bem como as redes de genes que afectam o estado da doença, introduzem factores de confusão difíceis de resolver, limitando a utilidade clínica a condições específicas. A questão crucial a responder é se os benefícios da introdução de um biomarcador compensam o esforço e os custos adicionais associados à sua utilização. A integração dos dados farmacogenómicos nos registos médicos electrónicos, combinada com o apoio à decisão clínica, será essencial para o desenvolvimento de uma terapia personalizada. O acesso à informação genética é mais eficaz quando está disponível no momento da prescrição do medicamento. Consequentemente, a genotipagem prospetiva da maioria das variantes farmacogenéticas ou, eventualmente, a sequenciação do genoma completo estão a ser implementadas, mas enfrentam problemas logísticos como o reembolso, a comunicação de

resultados preventivos ao longo da vida de um indivíduo, a portabilidade dos dados e a proteção da privacidade[26]. Estima-se que os genótipos clinicamente acionáveis para, pelo menos, um "farmacogene" estejam presentes em 90-95% dos indivíduos, mas a sua aplicação continua a ser relativamente baixa. Um inquérito realizado na Florida revelou que apenas 27% dos médicos inquiridos utilizavam informações farmacogenómicas, principalmente devido à falta de orientações ou protocolos. No entanto, as diretrizes para a implementação do PGx foram amplamente disponibilizadas através de consórcios nacionais e internacionais[27].

Os testes farmacogenéticos preventivos com apoio à decisão no local de prestação de cuidados ainda não estão, em grande parte, disponíveis. Um estudo que utiliza um painel de genotipagem para todos os farmacogenes "acionáveis", "Implementation of Point-of-Care Pharmacogenomic Decision Support Accounting for Minority Disparities", fornece indicações para a implementação na prática geral, particularmente para as populações afro-americanas, e orientações para os fluxos de trabalho hospitalares. Estão disponíveis várias diretrizes clínicas para anticoagulantes, antiplaquetas, medicamentos para transplantes e outras terapêuticas. A decisão clínica depende de muitos factores, como as variantes genéticas do doente, a população e a qualidade da evidência, a disponibilidade de testes e de dados farmacogenéticos, a farmacocinética e a farmacodinâmica do medicamento, a história do medicamento e as interações medicamentosas. Os prestadores de serviços devem também ter um bom conhecimento dos recursos farmacogenéticos para poderem tomar decisões clínicas corretas. A farmacogenética contribui principalmente para a implementação da medicina personalizada, identificando os doentes que devem receber uma dose mais baixa ou mais elevada, ou um medicamento diferente. A implementação da farmacogenética enfrenta desafios como os testes clínicos, a análise de dados, a falta de formação e as implicações éticas, legais e sociais. Apesar destes obstáculos, vários centros académicos, médicos e comunitários lançaram programas de implementação da farmacogenética. Os futuros avanços na medicina de precisão e a partilha de dados entre os prestadores de cuidados de saúde e os doentes ajudarão a alcançar este objetivo[28]. Além disso, a genómica tornou-se parte integrante da descoberta e do desenvolvimento de novos medicamentos para uso clínico. A deteção de alvos valiosos para os medicamentos beneficia da integração da sequência genómica, dos transcriptomas dos tecidos afectados, do proteoma e do metaboloma. Por exemplo, a genética revelou que a deficiência de PCSK9 protege contra as doenças cardiovasculares através da redução dos níveis de colesterol, levando a Por outro lado, as doenças mais comuns, como a diabetes, as doenças cardiovasculares e as perturbações psiquiátricas, têm uma origem poligénica. Teoricamente, seria possível classificar estas doenças comuns em subtipos com base na sua fisiopatologia e genética distinta, mas os progressos neste domínio têm sido lentos devido à complexidade da rede de genes envolvidos. No entanto, os biomarcadores podem ser utilizados para identificar subgrupos de doentes que beneficiariam mais de um tratamento específico ou que estão em risco acrescido de efeitos adversos[25].

2. ASPIRINA

2.1. Informações gerais sobre aspirina

2.1.1. História e estrutura chemical

No século 5ème a.C., Hipócrates descobriu que os extractos da casca do salgueiro branco acalmavam as dores. Descobriu-se mais tarde que estes extractos continham salicina, uma substância quimicamente semelhante ao ácido acetilsalicílico, mais conhecido por aspirina. Em 1897, Felix Hoffman conseguiu sintetizar a aspirina pela primeira vez. No decurso do século XX, a aspirina tornou-se o medicamento mais utilizado no mundo. A aspirina é um derivado O-acetil do ácido salicílico (ASA: ácido acetilsalicílico) e pensa-se que o seu principal mecanismo de ação é a transferência deste grupo acetil para o ácido salicílico[29].

Aspirina é um acrónimo de acetil (parte do produto químico), spirea (uma planta ornamental) e salicina (o composto do qual a aspirina é derivada). A fórmula química da aspirina é C H O$_{984}$ **(figura 4)[30]**.

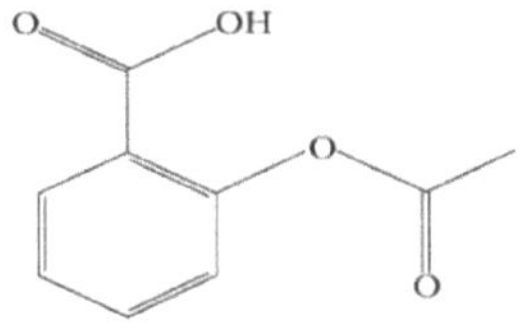

Figura 4: Estrutura química do ácido acetilsalicílicoC9H8O4[30].

2.1.2. Mecanismo de ação

Em 1971, Vane demonstrou a ação da aspirina na inibição da síntese das prostaglandinas a partir do ácido araquidónico (AA). Actua sobre uma enzima-chave: a ciclo-oxigenase (COX), que existe em duas isoformas: COX-1 e COX-2. Esta enzima, presente na membrana do retículo A aspirina é um inibidor preferencial da COX-1, sendo a sua afinidade pela COX-1 150 a 200 vezes superior à da COX-2, o que explica os efeitos dose-dependentes da aspirina. Quando tomada em doses baixas, a aspirina actua inibindo irreversivelmente a enzima ciclo-oxigenase plaquetária (COX-1), impedindo a conversão de AA em PGH2 e inibindo assim a produção de tromboxano A2 (TXA2) pela enzima tromboxano A2 sintase (TXA2S) **(Figura 5)[31]**.

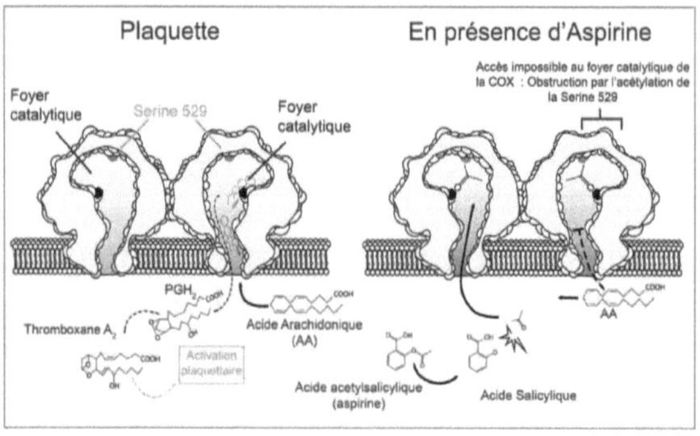

Figura 5: Mecanismo de ação da aspirina [32].
AA: Ácido araquidónico; PGH2: Prostaglandina H2; COX: Ciclo-oxigenase

A inibição farmacológica da COX-1 começa em poucos minutos e mantém as plaquetas inibidas durante toda a sua vida útil de 7 a 10 dias[32].

2.1.3. Farmacocinética de aspirina

2.1.3.1. Absorção e biodisponibilidade

A aspirina é absorvida rapidamente quando tomada sob a forma de solução e mais lentamente quando tomada sob a forma de comprimido gastrorresistente. A absorção é rápida no estômago e no intestino superior, por via passiva, e as concentrações plasmáticas máximas de aspirina são geralmente atingidas 30 a 40 minutos após a ingestão, com a inibição da função plaquetária dependente do TXA2 a tornar-se evidente cerca de uma hora mais tarde. Contudo, quando a aspirina é administrada sob a forma de revestimento entérico, pode demorar 3 a 4 horas a atingir o pico das concentrações plasmáticas. A biodisponibilidade dos comprimidos orais únicos de aspirina é de aproximadamente 40-50% numa vasta gama de doses[33].

2.1.3.2. Distribuição

A aspirina tem um volume de distribuição de 0,115 a 0,2 L/kg, o que lhe permite difundir-se na maioria dos tecidos e fluidos corporais. Ao contrário do ácido salicílico, a aspirina liga-se pouco às proteínas plasmáticas (cerca de 33% em concentrações séricas de 120µg/ml), mas pode acetilar a albumina sérica, interferindo assim com a ligação de outras moléculas, como a fenilbutazona. É de notar que a acetilação da albumina sérica é inibida pelo salicilato[34].

2.1.3.3. Metabolismo

Além disso, a atividade da COX-1 das plaquetas periféricas é largamente inibida no sangue portal, antes da primeira passagem para o fígado (**figura 6**)[35].

A aspirina sofre uma inativação pré-sistémica por desacetilação em ácido salicílico por carboxilesterases (CEs) humanas no plasma e no fígado. O ácido salicílico desacetilado é praticamente incapaz de inibir a COX-1 plaquetária e a produção de TXA2, quando a aspirina é administrada em doses baixas. A isoforma hepática 2 da EC (HCE2) é responsável principalmente pela ativação hepática de primeira passagem da aspirina. A HCE2 também está presente no intestino, onde pode contribuir para a desacetilação pré-sistémica da aspirina, antes do fígado. Para além da HCE2, estão presentes no sangue outras EC, como as colinesterases, as hidrolases intra-eritrocitárias e outras esterases plasmáticas conhecidas como "esterases da aspirina"[35].

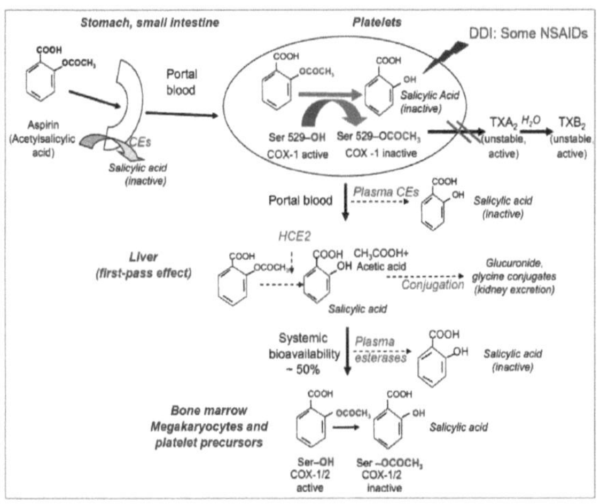

Figura 6: Metabolismo da aspirina [35].

CE: carboxilesterases; COX: ciclo-oxigenase; DDI: interação medicamento-fármaco; HCE2: isoforma hepática 2 da CE; NSAID: fármacos antiplaquetários não esteróides; TX: tromboxano.

Após hidrólise, a farmacocinética do ácido salicílico caracteriza-se pelo seguinte:

- Um baixo volume de distribuição (0,12 a 0,14 litros/kg) nas concentrações terapêuticas.

• Forte ligação às proteínas plasmáticas, nomeadamente à albumina.

• Metabolismo hepático dependente da dose para doses inferiores a 300 mg. No entanto, em doses mais elevadas, a capacidade do fígado para eliminar o ácido salicílico é limitada, levando a uma acumulação da substância no organismo[34].

2.1.3.4. Eliminação

Apenas 1% de uma dose de aspirina é excretada inalterada na urina. Uma pequena proporção de ácido salicílico não metabolizado é eliminada pelos rins, sendo o restante sob a forma de metabolitos inactivos. A semi-vida plasmática da aspirina é de 13 a 31 minutos[34].

2.1.4. Indicações

2.1.4.1. Prevenção cardiovascular primária

O papel da aspirina na prevenção primária continua a ser incerto e objeto de debate. Em 2018, grandes estudos concluíram que a aspirina não traz qualquer benefício em termos de prevenção primária das doenças cardiovasculares. Estes estudos mostraram uma relação benefício/risco desfavorável, o que põe em causa a indicação da aspirina como medida de prevenção primária em indivíduos sem história de doença cardiovascular ou factores de risco. Nestes casos, o risco de hemorragia está potencialmente aumentado, o que limita a utilização da aspirina para fins preventivos[36].

2.1.4.2. Prevenção cardiovascular secundária

❖ Síndrome coronária aguda

Para o tratamento das síndromes coronárias agudas, recomenda-se a administração de uma dose de carga oral de aspirina entre 150 e 325 mg, ou uma dose intravenosa de 80 a

O estudo ISIS-2 (International Study of Infarct Survival-2) estabeleceu formalmente o grande benefício associado ao uso de aspirina nas 24 horas seguintes ao início dos sintomas de uma suspeita de enfarte do miocárdio (IM) e continuado durante 5 semanas, com uma redução de 23% na mortalidade e uma redução do risco de reinfarto durante o período de hospitalização[37].

❖ Acidente vascular cerebral isquémico e ataque isquémico transitório

Nos Estados Unidos, as diretrizes para a prevenção secundária do AVC recomendam a utilização diária de aspirina em doses que vão de 75 a 325 mg. No entanto, um estudo holandês demonstrou que a prevenção secundária de ataques isquémicos transitórios com uma dose diária de 30 mg de aspirina produzia resultados semelhantes em termos de eficácia, causando menos hemorragias e efeitos adversos em comparação com uma dose de 283 mg. Além disso, a eficácia de doses inferiores a 75 mg foi confirmada no The European Stroke Prevention Study. Este estudo demonstrou que uma dose diária de 50 mg de aspirina durante 2 anos reduziu os acidentes vasculares cerebrais em 18% em comparação com o grupo que recebeu um placebo[37].

2.2. Variabilidade na resposta a aspirina

Foi registada uma grande variabilidade na resposta farmacodinâmica à aspirina. Várias vias de sinalização estão envolvidas na ativação plaquetária, e uma estratégia de tratamento que inibe uma única via pode não prevenir todos os eventos trombóticos. A ocorrência de eventos isquémicos em doentes tratados com aspirina não pode ser atribuída apenas ao insucesso do tratamento com aspirina, pelo que o insucesso do tratamento por si só não constitui prova suficiente de resistência aos agentes antiplaquetários[38].

2.2.1. Definição de resistência à aspirina

A variabilidade inter-individual na resposta à aspirina foi popularizada sob o termo "resistência à aspirina" (RA). No entanto, este termo tem sido utilizado de forma inadequada para descrever uma série de fenómenos heterogéneos, incluindo a resistência à aspirina, incluindo a incapacidade da aspirina para :

• Proteger os indivíduos de complicações trombóticas;

• Prolongar o tempo de hemorragia;

• Reduzir a produção de TXA2;

• Ouproduz um efeito típico nos testes in vitro da função plaquetária[33].

Esta classificação, baseada em novos métodos, permitiu distinguir entre diferentes tipos:

• Tipo 1 ou "farmacocinético", a aspirina é ineficaz, mas a adição de aspirina in vitro produz um efeito antiplaquetário com inibição da formação de TXA2;

• Tipo 2 ou "farmacodinâmico", nem a aspirina oral nem a adição in vitro produzem um efeito antiagregante;
• Tipo 3 ou "pseudo-resistência", a agregação plaquetária é induzida por baixas concentrações de colagénio apesar da inibição completa do TXA2 pela aspirina[39].

A resistência à aspirina também pode ser classificada em resistência biológica e resistência clínica:

• A "resistência biológica" à aspirina está presente quando a reatividade in vitro não é adequadamente bloqueada apesar da utilização de aspirina

• A "resistência clínica" à aspirina é definida como a incapacidade da aspirina para prevenir eventos aterotrombóticos clínicos em doentes que tomam aspirina[39].

2.2.2. Métodos de deteção de resistência à aspirina

Existem atualmente vários métodos para testar a função plaquetária, alguns dos quais são utilizados em laboratório (por exemplo, agregometria ótica, citometria de fluxo), enquanto outros podem ser utilizados como testes de cabeceira (Innovance PFA-200, VerifyNow Test).

Os testes de função plaquetária mais frequentemente utilizados estão resumidos no **Quadro I**.

Tabela I: Principais testes de função plaquetária comuns para a deteção de resistência à aspirina [40].

Teste de plaquetas	Princípio de ensaio	Benefícios	Desvantagens
Agregometria ótica (LTA)	Fotometria: Avaliação da variação da transmissão da luz através de uma suspensão de plaquetas (plasma rico em plaquetas). Esta transmissão aumenta quando as plaquetas são agregadas por um agonista (nomeadamente o AA).	-Diferentes vias plaquetárias analisadas com um grande número de agonistas "padrão-ouro Grande número de resultados de estudos sobre resistência antiplaquetária Flexível -Correlação clínica	-É necessário um técnico qualificado -Grande volume de amostra -Fraca reprodutibilidade -Tempo importante
Analisador da função plaquetária (PFA)	-Avalia a hemostase primária no sangue total sob forças de cisalhamento elevadas. Regista o tempo de oclusão de um orifício numa membrana revestida de colagénio. Os cartuchos de colagénio-epinefrina são altamente sensíveis ao tratamento com aspirina com alongamento em 88% dos casos.	-Fácil de utilizar, teste rápido -Utiliza sangue total -Reproduzível -Altamente sensível na deteção da resistência à aspirina	-Pouca especificidade -Sensível ao hematócrito e à concentração plasmática do fator de Von Willebrand -Valor limiar não definido
Verificar agora	-Forma totalmente automatizada de agregometria ótica. Mede a agregação plaquetária utilizando o ADP como agonista e pérolas revestidas de fibrinogénio. Esta agregação plaquetária é quantificada em reação à aspirina (ARU).	-Teste rápido e fácil -Utiliza sangue total -Elevada especificidade (0,95) -Reproduzível -Sensibilidade em estudos de resistência à aspirina com correlação clínica.	- Caro

Quadro I (continuação): Principais testes comuns da função plaquetária para a deteção da resistência à aspirina [40].

Teste de plaquetas	Princípio de ensaio	Benefícios	Desvantagens
Agregometria de impedância	-Impedância: A ativação plaquetária induzirá a agregação e a adesão das plaquetas aos eléctrodos, resultando num aumento da impedância. A agregação plaquetária será quantificada pelo ar sob o elétrodo. curva de agregação [AUC].	- Efectuado em sangue total -Elevada sensibilidade na deteção de resistência à aspirina -Teste simultâneo de agregação plaquetária em duplicado para um melhor controlo da qualidade de cada amostra	Não reproduzível -Custo elevado
Impacto-R	-Um sistema de análise do sangue total que aplica uma elevada tensão de cisalhamento através de um cone de acrilonitrilo-butadieno-estireno para iniciar a ativação e a adesão das plaquetas a um poço de poliestireno. O poço foi então lavado e corado com uma solução de May-Grundwald. As amostras foram então analisadas utilizando um microscópio de luz invertido ligado a um analisador de imagem, e a adesão plaquetária foi determinada examinando a percentagem da superfície total coberta por plaquetas (% de cobertura da superfície)	- Rápido e fácil -Utiliza sangue total -Volume de amostra reduzido -Não é necessário preparar a amostra	-Custo

2.2.3. Mecanismos não genéticos envolvidos na resistência à aspirina

Os vários mecanismos envolvidos na resistência à aspirina estão incompletamente elucidados. elucidados. Vários mecanismos poderiam explicar a ocorrência desta resistência (**tabela II**).

Tabela II: Principais mecanismos não genéticos responsáveis pela resistência à aspirina [41].

Mecanismos intrínsecos	-Metabolismo acelerado por esterases -Vias alternativas de ativação plaquetária : Incapacidade de inibir a ativação plaquetária mediada por catecolaminas (epinefrina) Aumento da regulação das vias independentes da COX (trombina, TXA2, colagénio) -Elevada rotação de plaquetas: cirurgia, traumatismo, síndroma mieloproliferativo
Mecanismos extrínsecos	-Não cumprimento do tratamento -Dosagem inadequada/inapropriada de aspirina -Interações medicamentosas: AINEs (ibuprofeno); IBPs...

AINE: anti-inflamatório não esteroide; COX: ciclo-oxigenase; IBP: Inibidor da bomba de protões; TXA2: Tromboxano A2

2.2.4. Mecanismos genéticos envolvidos na resistência à aspirina

Foi demonstrado que a RA depende em grande medida de polimorfismos numa série de genes (**figura 7**), sendo o principal o gene COX-1. Os SNP nestes genes (C50T, A842G e A1676G) afectam a expressão do gene COX-1 e a sua atividade biológica[42].

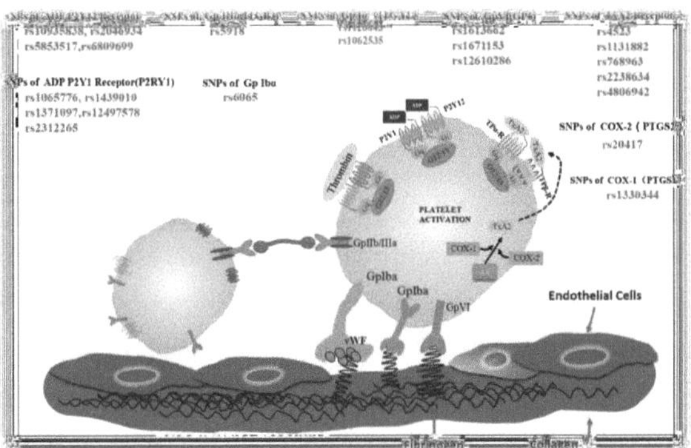

Figura 7: Visão geral dos mediadores e genes que, segundo a literatura, influenciam o efeito antiplaquetário da aspirina[42].
COX: Ciclo-oxigenase; TXA2: Tromboxano A2; ADP: Adenosina Di-fosfato; SNP: Polimorfismo de nucleótido único.

2.2.4.1. Polimorfismo da ciclo-oxigenase 1

A COX-1 é codificada pelo gene PTGS1, tendo sido estudados vários polimorfismos deste gene. Destes, o desequilíbrio de ligação no polimorfismo C50T (rs3842787) tem sido o mais frequentemente estudado como preditor de uma eficácia reduzida da aspirina[43].

Variações específicas no PTGS1 parecem regular a produção de tromboxano induzida pelo AA e a agregação plaquetária, afectando, em última análise, a eficácia deste fármaco antiplaquetário, pelo que, se conferirem uma atividade aumentada da COX-1, estas alterações podem contribuir para uma resposta deficiente ou inexistente à aspirina, conduzindo, em última análise, à RA.

Mais especificamente, Halushka et al[44] relataram dois SNPs de PTGS1, rs10306114 (A-842G) e rs3842787 (C50T), em completo desequilíbrio de ligação entre si, que têm um impacto na agregação plaquetária induzida por AA. Observaram que os portadores heterozigóticos do haplótipo para estes dois marcadores apresentavam uma inibição da expressão significativamente maior do que os indivíduos homozigóticos (p = 0,01). Este facto foi observado de forma consistente em doentes com doenças cardiovasculares, nomeadamente ao observarem que os portadores do haplótipo GCGCC (-842G) e também os portadores do alelo mutado no péptido sinal apresentavam uma sensibilidade significativamente reduzida à aspirina (p = 0,009), determinada pela agregação plaquetária induzida por AA. Este estudo está de acordo com o estudo desenvolvido por Lepäntalo et al [45], no qual os portadores do alelo mutado rs10306114 apresentaram uma resposta mais fraca à aspirina (p = 0,017). Maree et al [46] efectuaram a genotipagem de 144 doentes com doença arterial coronária que tomavam aspirina para cinco polimorfismos (incluindo A842G, C50T e C22T). Utilizando medições de tromboaxen B2 (TXB2: um produto estável do metabolismo do TXA2) e agregometria plaquetária induzida por AA, o haplótipo COX-1 modulou significativamente o efeito antiplaquetário da aspirina. Em particular, o haplótipo A-842G foi associado a uma resposta reduzida à aspirina. Observações semelhantes concluíram que o polimorfismo C50T não estava associado a eventos trombóticos num estudo de doentes tratados com aspirina. Da mesma forma, Lordkipanidzé et al. avaliaram a agregação plaquetária induzida por AA em doentes com doença arterial coronária tratados com aspirina e não encontraram associação com o polimorfismo C22T (rs1236913)[47].

Um outro estudo demonstrou que indivíduos saudáveis tratados com aspirina e portadores do polimorfismo mutante C50T do gene COX-1 apresentavam um aumento de duas vezes na produção de tromboxano in vivo. Por outro lado, no mesmo estudo, estes autores não encontraram resultados concordantes para a diminuição da sensibilidade à aspirina avaliada por dois meios diferentes, nomeadamente a agregometria plaquetária e o autómato PFA-100. Por outro lado, Clappers et al. demonstraram que, numa coorte de doentes cardiovasculares em uso de baixas doses de aspirina, o polimorfismo COX-1 C50T não estava associado a um maior risco de eventos aterotrombóticos. A resposta à aspirina pode ser explicada pela presença de numerosos factores que modulam a resposta à aspirina, tratando-se de um fenómeno multifatorial que envolve vários mecanismos genéticos, farmacológicos, farmacocinéticos e funcionais bastante complexos. Consequentemente, um único polimorfismo não é suficiente, por si só, para induzir uma tal não resposta à aspirina[48]. O estudo de Chakroun et al[49] não mostrou uma associação estatisticamente significativa entre o polimorfismo C50T do gene COX-1 e a não resposta à aspirina em doentes com doença coronária estável. Assim, o rastreio do polimorfismo C50T, por si só, pode não ser útil para a previsão clínica da RA. Em geral, apesar de vários estudos apoiarem a associação entre os polimorfismos rs10306114/rs3842787 e uma má resposta à aspirina, outros estudos não confirmaram o seu papel na resistência. É também importante sublinhar que o estudo de outros genes é necessário para traçar a relação entre a resistência e a genética[42].

2.2.4.2. Polimorfismo da enzima ciclo-oxigenase 2

A COX-2, codificada pelo gene PTSG2, foi investigada como causa genética da variabilidade da aspirina, uma vez que se verificou que é expressa em 8-10% das plaquetas circulantes. Foi demonstrado que o polimorfismo C765G (rs20417) confere uma atividade reduzida da COX-2 e, curiosamente, um menor risco cardiovascular; em contraste com estudos que observaram um aumento do risco cardiovascular com a inibição da COX-2. Numa análise de 49 232 doentes, a posse do alelo mutado rs20417 reduziu o risco de eventos cardiovasculares graves (OR: 0,78, 95% CI: [0,70-0,87]). Este efeito foi particularmente significativo nos utilizadores de aspirina (OR: 0,74, 95% CI: [0,64-0,84]) em comparação com os não utilizadores (OR: 0,87, 95% CI: [0,72-1,06]), indicando que o tratamento com aspirina nesta população confere um maior benefício nos doentes com este polimorfismo[43].

Estudos demonstraram que o polimorfismo genético C765G (rs20417) que afecta a região promotora do gene da COX-2 está associado ao desenvolvimento de RA, e o alelo mutante pode regular positivamente a expressão da COX-2 através da alteração do promotor[50]. A relação entre o polimorfismo do gene

COX-2 (765G>C) e a resistência é controversa no estudo de Sharma et al [51], que incluiu 450 doentes com AVC isquémico tratados com aspirina, os doentes foram seguidos e depois divididos em dois grupos, um com bom prognóstico e outro com mau prognóstico, e a distribuição dos dois genótipos foi comparada. Verificaram que os genótipos CC e GC estavam associados a eventos vasculares adversos e que os doentes portadores do alelo C tinham maior probabilidade de desenvolver RA do que os não portadores. No entanto, Cipollone et al [52] mostraram que a incidência de enfarte cerebral e enfarte do miocárdio em doentes com os genótipos CC e GC é relativamente baixa, o que pode estar associado ao risco reduzido de doença cardiovascular e cerebrovascular. No estudo de WANG et al, o polimorfismo de nucleótido único em -C765G não foi associado à RA[50].

2.2.4.3. Polimorfismo da glicoproteína IIb/IIIa

A glicoproteína IIb/IIIa (GP IIb/IIIa), também conhecida como integrina αIIbβ3, é um complexo de integrinas presente na superfície das plaquetas. Os receptores GP IIb/IIIa das plaquetas ligam o fibrinogénio, um composto envolvido na agregação plaquetária[42].
Os polimorfismos genéticos no ITGB3, o gene que codifica a GP IIIa, têm sido associados a respostas diferenciadas ao tratamento com aspirina, levando provavelmente a um aumento da incidência de eventos trombóticos. O SNP rs5918 leva à modificação da timidina pela citosina no exão 2, resultando na substituição da leucina (PlA1) pela prolina (PlA2) no aminoácido 33 da proteína. Estudos sugerem que a presença do SNP rs5918 pode estar intimamente ligada ao processo de RA, reduzindo os efeitos antiplaquetários da aspirina e, consequentemente, aumentando o risco de eventos cardiovasculares recorrentes. De facto, Szczeklik et al [53] observaram que os portadores do alelo PlA2 parecem ser mais resistentes à ação da aspirina do que os não portadores (p = 0,001). Além disso, os resultados de uma grande revisão sistemática (incluindo dez estudos que avaliaram o rs5918, quatro em indivíduos saudáveis e seis em doentes com doenças cardiovasculares) mostraram que o alelo PlA2 estava significativamente associado à RA em indivíduos saudáveis (P = 0,009; OR: 2,36; IC 95%: [1,24-4,48]). Para além disso, com o LTA, foi possível observar uma correlação entre a RA e o rs5918. Este facto é consistente com o estudo de Lim et al. num subconjunto de doentes com bypass cardiovascular a receber aspirina, que mostrou que os portadores do alelo PlA2 tinham uma resposta sistematicamente mais prejudicada ao AAS após a cirurgia do que os doentes homozigóticos para o alelo PlA1. Por outro lado, alguns estudos

afirmam que a resposta reduzida à aspirina poderia ser devida ao alelo PlA1 ou mesmo não confirmam a relação entre o polimorfismo rs5918 e a insensibilidade ao AAS[42].

Carter et al. verificaram que a presença do alelo PlA2 aumentava o risco de AVC isquémico em mulheres jovens. Embora Wagner et al. não tenham demonstrado uma relação semelhante, numa análise de subgrupo, mostraram que o alelo PlA2 está associado a um risco de AVC em mulheres jovens. Um estudo de subtipos de AVC mostrou que a frequência do alelo PlA2 era duas vezes superior em doentes com AVC relacionado com doença de grandes vasos em comparação com o grupo de controlo. A produção de trombina é aumentada pela presença de PlA2, o que pode despoletar o processo pró-trombótico. A aspirina em baixas doses não reduz a produção de trombina no local da lesão na presença do alelo PlA2 em indivíduos saudáveis; a presença do alelo PlA2 aumenta os níveis de epinefrina e a agregação plaquetária estimulada pelo ADP. Macchi et al. demonstraram que alguns estudos não encontraram uma relação significativa entre o genótipo GP IIIa PlA1/A2 e um efeito da aspirina em indivíduos saudáveis. Uma meta-análise demonstrou que o facto de ser portador do gene PlA2 não está associado à AR. No estudo de Derle et al, todo o grupo de estudo foi examinado e foi encontrada uma associação significativa entre ser portador do gene PlA2 e AR. A taxa do alelo PlA2 foi de 14,9% no grupo resistente à aspirina e de 21,3% no grupo sensível à aspirina. Foi examinada a associação entre o alelo PlA2 e a taxa de AR para diferentes doses. Quando se compararam os doentes que utilizavam 100 mg e 300 mg de aspirina, não se encontrou uma associação significativa entre a taxa de RA e o facto de se ser portador do alelo PlA2[54].

Uma meta-análise concluiu que o polimorfismo PlA1/A2 não prevê a RA em laboratório, sugerindo que este polimorfismo não afecta o efeito antiplaquetário da aspirina porque a aspirina tem um efeito inibidor a montante nas plaquetas, o que também pode explicar a sua incapacidade de prever resultados clínicos[54].

2.2.4.4. Polimorfismo do fator de Von Willebrand

O fator de Von Willebrand (vWF) é uma glicoproteína multimérica. Os efeitos pró-trombóticos do vWF são expressos por um recetor formado pelas GP Ib, IX e V. A GP1BA codifica a subunidade α da GP Ib, que detém o local de ligação do vWF e parece ser altamente polimórfica. Em particular, o SNP rs6065 (C1018T) da GP1BA foi associado a um acidente vascular cerebral isquémico e à resposta à aspirina. Fujiwara et al. relataram um papel negativo do alelo C do rs6065 na eficácia da aspirina, devido à elevada agregação plaquetária (p =

0,004)[42].

O polimorfismo do antigénio plaquetário humano-2 (HPA-2) resulta numa substituição de treonina por metionina no códão 161 (rs6065; frequentemente referido como Thr145Met). O HPA-2 encontra-se num estado de desequilíbrio de ligação quase com outro polimorfismo no mesmo gene. Este último polimorfismo resulta de um número variável de repetições em tandem que produzem quatro isoformas diferentes de GPIbd por ordem decrescente de peso molecular (polimorfismo de tamanho). Este polimorfismo de tamanho está fortemente associado ao polimorfismo HPA-2, o que significa que os alelos com uma ou duas repetições estão intimamente ligados ao alelo 161C, enquanto que três ou quatro repetições estão ligadas ao alelo 161T[55].Outro polimorfismo, o polimorfismo C-5T (rs2243093), localizado na sequência de Kozak, cinco pares de bases a montante do gene GPIb, foi sugerido como estando correlacionado com a suscetibilidade à doença coronária estável ou aguda em alguns estudos, tendo o polimorfismo C-5T sido também associado a um aumento da reatividade plaquetária pelo teste PFA-100 em resposta ao colagénio e à epinefrina em doentes em monoterapia com aspirina[47].

2.2.4.5. Polimorfismo do recetor de colagénio

A GP Ia/IIa e a GP VI são os principais receptores de colagénio. Foi sugerido que os polimorfismos relacionados com a GP Ia/IIa e a GP VI contribuem para a atenuação do efeito antiplaquetário da aspirina e, em particular, foi sugerido que o rs1126643 (C807T) da subunidade GPIa tem um efeito pró-trombótico e está relacionado com a RA em alguns estudos[56]. No entanto, uma meta-análise não apoiou uma associação direta entre o rs1126643 e a doença coronária (CHD) ou o enfarte do miocárdio; do mesmo modo, outras análises não encontraram qualquer associação clínica entre os SNPs da GP VI e eventos trombóticos em doentes com CHD. Estudos relataram uma associação entre o rs1671153 e a agregação plaquetária em doentes com perda fetal, mas outros SNPs da GP VI, como o rs1654410, rs1671153, rs1654419, rs11669150, rs1613662 e rs1654431, não foram associados a eventos trombóticos. não foram identificados com tanta frequência como o rs12610286 no mesmo grupo experimental[57].

2.2.4.6. Polimorfismo do recetor de difosfato de adenosina A ativação das plaquetas pelo ADP depende da estimulação de dois receptores purinérgicos acoplados à proteína G presentes na superfície das plaquetas: Os genes que codificam o P2Y1 e o P2Y12 estão localizados no cromossoma 3. Foi sugerido que os polimorfismos nos loci P2Y1 e P2Y12 contribuem para uma redução d o efeito antiplaquetário da aspirina[47].

❖ Polimorfismo do recetor P2Y1

O ADP é um mediador importante da função plaquetária. Fontana et al. propõem que o polimorfismo genético do recetor P2Y1 também pode contribuir para a RA. Jefferson et al. examinaram quatro genes que codificam GPIIIa, COX-1, COX-2 e P2Y1 em 332 doentes com história de enfarte do miocárdio. Verificaram que a RA estava significativamente associada ao gene P2Y1 C893T. Jefferson et al [59] estudaram 469 doentes com antecedentes de enfarte do miocárdio e utilizaram a agregometria com AA como agonista para avaliar o efeito antiplaquetário da aspirina, tendo referido que o alelo T do polimorfismo C893T do gene P2Y1 (rs1065776) estava significativamente associado a um efeito antiplaquetário reduzido da aspirina. Em contrapartida, vários estudos referiram que o alelo T conferia uma resposta plaquetária aumentada à aspirina e que a homozigotia CC estava associada a um efeito antiplaquetário reduzido numa população chinesa. Esta discrepância realça a importância da variabilidade farmacogenética de uma população para outra. Outros descobriram que o polimorfismo A1622G (rs701265) no mesmo gene afectava a resposta plaquetária ao ADP, mas não foi relatada qualquer associação deste polimorfismo com a resposta à aspirina noutros estudos que utilizaram a agregometria plaquetária[47].

❖ Polimorfismo do recetor P2Y12

Alguns autores referiram que a RA está associada aos polimorfismos P2Y12: Timur et al[60] relataram a associação dos polimorfismos P2Y12 com a reatividade plaquetária à aspirina, avaliada pelo LTA e TXB2 em 423 doentes com DAC, mostrando que o SNP rs7634096 do P2Y12 estava associado a uma baixa reatividade plaquetária residual.

2.2.4.7. Polimorfismo do recetor PEAR1

O recetor-1 da agregação endotelial plaquetária (PEAR1) é uma proteína transmembranar plaquetária que desempenha um papel importante na reatividade plaquetária e na função endotelial. O gene PEAR1 compreende 23 exões e 22 intrões. O papel dos polimorfismos do PEAR1 na agregação plaquetária foi demonstrado em vários estudos, alguns dos quais mostraram que, em doentes tratados com aspirina, os portadores do alelo A do rs12041331 no gene PEAR1 tinham um risco significativamente maior de enfarte do miocárdio em comparação com os seus homólogos GG. As meta-análises mostraram que o alelo A do rs12041331 está associado a uma agregação plaquetária reduzida e a um aumento da ativação plaquetária na doença arterial coronária[61].

Estudos de associação do genoma (GWAS) identificaram que uma variante no intrão 1 do gene PEAR1 (rs12566888) estava associada à agregação induzida por ADP e epinefrina, e que o alelo rs12566888T estava associado a uma resposta de agregação diminuída. Outra variante (rs12041331) no intrão 1 estava em estreito desequilíbrio de ligação com o rs12566888, e o alelo G foi associado a uma maior reatividade plaquetária na presença e ausência de tratamento com aspirina em afro-americanos. No entanto, noutros estudos, não foi observada qualquer associação entre a atividade plaquetária durante o tratamento com aspirina e os genes rs12566888 e rs12041331[62].

2.2.4.8. Polimorfismo do recetor do tromboxano A2

O recetor TXA2 é uma proteína que, nos seres humanos, é codificada pelo gene TBXA2R e está amplamente distribuída em diferentes tipos de células e sistemas de órgãos. Os SNP que afectam o gene do recetor TXA2 afectam o risco de desenvolver isquémia cerebral e a função plaquetária, em particular a agregação plaquetária. Uma diferença significativa na distribuição do rs768963 entre os doentes que sofrem de isquémia cerebral e os grupos de controlo foi registada numa população chinesa. No entanto, não foi observada qualquer associação significativa entre as variantes do rs4523 e o enfarte cerebral. Um estudo com 110 indivíduos japoneses saudáveis examinou a associação entre polimorfismos genéticos e o efeito antiplaquetário da aspirina. Os resultados revelaram que os alelos 1018C e 924T (rs4523) estão provavelmente envolvidos na RA[63]. Os resultados de vários estudos sobre o impacto dos polimorfismos genéticos na resposta à aspirina estão resumidos no **Quadro III**.

Quadro III: Impacto dos polimorfismos genéticos na resposta clínico-biológica à aspirina

Estudo	Método	Doente	Número de pacientes	Polimorfismo/gene estudado	Resultados
Xu et al.2019 [64]	LTA	SCA	2439	PEAR1	A incidência de eventos cardiovasculares major aos 30 dias foi significativamente mais elevada nos homozigotos AA do que nos homozigotos não-AA (p=0,026), a agregação plaquetária induzida pelo ADP foi significativamente mais baixa nos homozigotos AA do que nos homozigotos não-AA (p=0,026) e a agregação plaquetária induzida pelo ADP foi significativamente mais baixa nos homozigotos AA do que nos homozigotos não-AA (p=0,026). em homozigotos GG.
Wang et al.2018[50]	PFA	Acidente vascular cerebral isquémico	97	COX-2 -765G>C GPIa 807C>T	A análise mostrou que o genótipo CT+TT no locus 807C>T estava significativamente correlacionado com a resistência após o ajuste para factores de confusão (p=0,047). Não se registaram diferenças significativas na distribuição dos genótipos e na frequência dos alelos no local do gene COX-2 -765G>C entre os dois grupos (p> 0,05).
Xue et al.2017[65]	LTA	Angina instável	207	COX-1rs5911rs3842788	Pela primeira vez, há provas de que os genes rs5911 e rs3842788 estão independentemente associados à AR em doentes chineses, com um risco 4,5 vezes superior e 8,3 vezes superior. respetivamente.

Quadro III (continuação): Impacto dos polimorfismos genéticos na resposta clínico-biológica à aspirina

Estudo	Método	Doente	Número de pacientes	Polimorfismo/gene estudado	Resultados
Yi et al.2016 [66]	LTA	AVC isquémico	850	COX-1COX-2	Os doentes individuais com a combinação de rs3842787(CT) e rs20417(CC) ou rs3842787(CT) e rs20417(GC) apresentaram um risco significativamente mais elevado de RA+ RA do que aqueles com rs3842787CC e rs20417(GG). As interações de alto risco entre o rs3842787 e o rs20417 foram preditores independentes de RA+ e foram associadas a uma menor redução do risco de RA+. atividade de agregação plaquetária.
Abderrazek et al.2010 [67]	PFA-100	SCA	188	GPIIIa PlA	Os doentes com elevada reatividade plaquetária (HPR) com inibição inadequada da aspirina tinham uma probabilidade significativamente maior de serem homozigóticos PlA1/A1 (65,4% versus 47,7%, p=0,015). Após a análise multivariada, o genótipo PlA1/A1 foi o único fator de risco independente para a RPH. persistente (p=0,016).

LTA: Light Transmission Aggregometry;PFA: Platelet Function Analyzer;ACS: acute coronary syndrome;CVA: stroke; AR: aspirin resistance;ARS: aspirin semiresistance;HPR: high platelet reactivity

2.2.4.9. MicroRNAs envolvidos na resistência à aspirina

Os microRNAs (miRNAs) são RNAs não codificantes que afectam os eventos pós-transcricionais inibindo a tradução do mRNA ou induzindo a degradação do mRNA. Foi demonstrado que as plaquetas estão envolvidas em padrões específicos de miRNA. Um estudo que utilizou plaquetas humanas saudáveis caracterizou 532 miRNAs, sendo os miRNAs mais abundantes membros da família let-7. Estes estão associados à regulação do recetor P2Y12 e de outros receptores, afectando a capacidade de ativação e agregação das plaquetas. O perfil dos miRNAs plaquetários, incluindo miR-223, miR-191, miR-126 e miR-150, demonstrou responder ao tratamento com aspirina. Um estudo efectuado em indivíduos saudáveis demonstrou que a expressão mais baixa do miR-19b-1-

5p está associada à insensibilidade das plaquetas à aspirina, e a expressão do miR-19b-1-5p é um marcador para identificar doentes com elevado risco de recorrência[68].

2.3. Resistência à aspirina e suas consequências

Duas séries de casos em doentes estáveis com doenças cardiovasculares demonstraram um risco acrescido de eventos cardiovasculares graves associado a uma má resposta à aspirina. Os doentes estáveis que tomaram aspirina (325 mg/dia) durante 7 dias foram submetidos a um teste de sensibilidade à aspirina com LTA. Uma má resposta à aspirina estava presente em 5,2% dos doentes. Após um período médio de seguimento de 1,9 anos, a má resposta à aspirina foi associada a um risco acrescido de morte, enfarte do miocárdio ou eventos cerebrovasculares em comparação com os doentes sensíveis à aspirina (24% versus 10%). Num segundo estudo, o teste de aspirina VerifyNowa foi utilizado para determinar a reatividade à aspirina em doentes que tomavam aspirina 81-325 mg/dia durante 4 semanas. Foi observada uma má resposta à aspirina em 128 doentes (27,4%). Após um período médio de acompanhamento de 379 dias, os doentes com uma má resposta à aspirina apresentavam um risco acrescido de morte, enfarte do miocárdio, acidente vascular cerebral, acidente cardiovascular e acidente vascular cerebral, ataque isquémico transitório ou angina instável com necessidade de hospitalização, em comparação com os doentes sensíveis à aspirina (15,6% versus 5,3%)[69].

Além disso, um estudo de caso-controlo mediu as concentrações urinárias de 11-dehidro-tromboxano B2 em doentes tratados c o m aspirina no âmbito do estudo HOPE (Heart Outcome Prevention Evaluation). Após cinco anos de acompanhamento, os doentes cujos níveis se encontravam no quartil mais elevado apresentavam uma taxa de mortalidade 1,8 vezes superior à dos que se encontravam no quartil mais baixo. Da mesma forma, outros estudos relataram que a supressão incompleta da produção de tromboxano, medida por uma concentração elevada de 11-dehidro-tromboxano B2 na urina, é um determinante independente e potencialmente modificável dos resultados clínicos em doentes em risco de eventos aterotrombóticos induzidos pela aspirina. Usando o PFA-100 para medir a inibição plaquetária mediada pela aspirina, vários estudos também relataram um aumento das taxas de eventos em pacientes com perfis de resposta pobres à aspirina. Finalmente, uma meta-análise envolvendo 15 a 20 estudos e quase 3.000 pacientes mostrou que os pacientes identificados como tendo uma má resposta à aspirina tinham um risco quase quatro vezes maior de eventos cardiovasculares recorrentes em comparação com pacientes sensíveis à aspirina. Embora os estudos incluídos na meta-análise fossem heterogéneos na sua metodologia, esta análise indica uma associação entre uma má resposta à aspirina definida laboratorialmente e eventos clínicos adversos[70].

2.4. Estratégia em caso de resistência à aspirina

Alguns autores sugerem que se tente uma dose mais elevada de aspirina para produzir o efeito e "quebrar" a AR. Uma vez que o grau de inibição da atividade da COX-1 depende principalmente da dose de AAS. Como parte da profilaxia a longo prazo de eventos cardiovasculares, são recomendadas doses mais baixas de aspirina, embora isso possa levar a uma ocorrência mais frequente de AR no laboratório. Alguns investigadores acreditam que a administração de doses mais elevadas de aspirina, mas apenas em doentes na fase aguda do AVC, pode permitir "quebrar" a RA detectada quando são utilizadas doses mais baixas do medicamento. Por outro lado, é de referir que os resultados da grande maioria dos estudos não comprovam a existência de uma relação entre a dose de aspirina e a RA. Por outro lado, uma dose mais elevada de aspirina está associada a efeitos adversos gastrointestinais[71]. Outra solução proposta é a utilização de terapêutica antiplaquetária dupla, ou seja, a adição de um segundo fármaco antiplaquetário à aspirina, geralmente o clopidogrel (na dose de 75 mg). No entanto, foi demonstrado que a adição de clopidogrel à aspirina não reduz o risco de outro evento cerebrovascular. A desvantagem desta estratégia é também, sem dúvida, o facto de a utilização desta terapêutica, especialmente por um período superior a 3 meses, estar associada a um maior risco de hemorragia, incluindo hemorragia intracraniana potencialmente fatal. Assim, é atualmente aceite que a melhor intervenção é a substituição da aspirina por outro fármaco antiplaquetário, embora a evidência disponível sugira que esta não é a solução ideal[71].

Estudos demonstraram a eficácia dos novos inibidores dos receptores P2Y12, como o ticagrelor, que já estão a ser utilizados com sucesso em doentes com enfarte do miocárdio. O estudo SOKRATES[72] demonstrou que o ticagrelor (na dose de 2 x 90 mg) foi mais eficaz do que o AAS na inibição da recorrência do AVC, reduzindo também o risco de mortalidade aos 3 meses após o AVC, particularmente em doentes com estenose carotídea ipsilateral. O estudo PEGASUS-TIMI[73] mostrou que a adição de ticagrelor ao AAS reduziu significativamente o risco de outro evento cerebrovascular sem aumentar o risco de hemorragia.

3. INIBIDORES DOS RECEPTORES DE DIFOSFATO DE ADENOSINA (P2Y12)

3.1. Tienopiridinas

3.1.1. Ticlopidina

A ticlopidina, cloridrato de 5-[(2-clorofenil)metil]-4,5,6,7-tetrahidrotieno[3,2-c]piridina, foi aprovada para utilização nos Estados Unidos em 1991[31].

A ticlopidina bloqueia a agregação plaquetária mediada pelo ADP, o que diminui a expressão da glicoproteína IIb/IIIa através do recetor P2Y12. Quando as plaquetas são activadas, segregam ADP, que desempenha um papel na ativação plaquetária e na formação de coágulos sanguíneos. Ao impedir a expressão da glicoproteína IIb/IIIa e inibir a ligação do fibrinogénio, a ticlopidina impede a formação de coágulos [74]. Atualmente, é raramente utilizada, em grande parte devido ao risco de efeitos secundários graves e, consequentemente, não foram realizados estudos farmacogenéticos para prever a resposta plaquetária a esta molécula.

3.1.2. Clopidogrel

3.1.2.1. Estrutura química

O clopidogrel ou acetato de (S)-metilo α-(4,5,6,7-tetrahidrotieno[3,2-c]piridin-5-il)- α-(o-clorofenilo)) é um antiagregante plaquetário oral com uma estrutura de tienopiridina (**figura 8**).

Possui um átomo de carbono assimétrico na posição 7, cuja configuração determina a sua atividade biológica. Dos dois estereoisómeros de clopidogrel disponíveis, apenas o isómero dextrógiro (S) tem efeitos antitrombóticos e de agregação plaquetária, enquanto o isómero laevorógiro (R) não tem efeitos terapêuticos. Atualmente, o clopidogrel é uma mistura racémica constituída por dois enantiómeros em quantidades iguais. É comercializado sob a forma de bissulfato, com a seguinte fórmula química C H ClNO$_{16162}$ S[75].

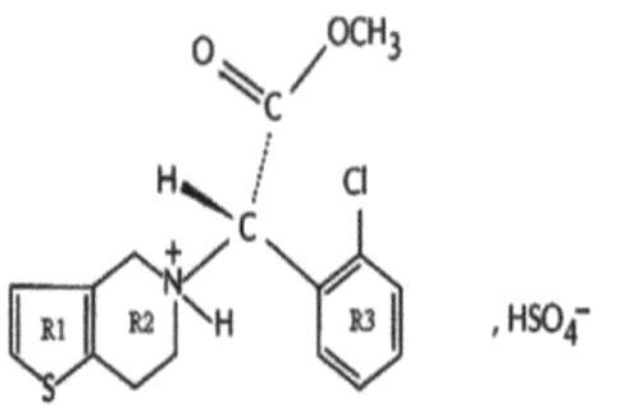

Figura 8: Estrutura química do bissulfato de (S)-clopidogrel [75].

3.1.2.2. Mecanismo de ação

As tienopiridinas são fármacos estruturalmente relacionados que inibem seletivamente a agregação plaquetária induzida pelo ADP através do bloqueio do recetor P2Y12. O clopidogrel é um pró-fármaco que tem de ser metabolizado pelo sistema enzimático hepático CYP P450 para adquirir atividade. Consequentemente, o seu início de ação é retardado, a menos que sejam administradas doses de carga[76]. O metabolito ativo do clopidogrel exerce inibição da via de ativação do recetor P2Y12 plaquetário pelo ADP (**figura 9**). Na ausência de clopidogrel, a ativação do recetor P2Y12 leva à libertação de subunidades da proteína Gi. Isto leva à inibição da adenilato ciclase e a uma diminuição da concentração de monofosfato de adenosina cíclico (AMPc) nas plaquetas. Esta diminuição do AMPc leva a uma redução da fosforilação da proteína quinase A e à desfosforilação da fosfoproteína simulada por vasodilatador (VASP), o que promove a ativação do recetor de fibrinogénio e a agregação plaquetária. Além disso, a subunidade B ativa a fosfoinositol 3-quinase (PI3K) e a fosfotirosina quinase (PI3K), estimulando a secreção do conteúdo dos grânulos plaquetários, incluindo grânulos densos contendo Ca2+, ADP, ATP e serotonina. Esta ativação também promove a ativação do recetor de fibrinogénio αIIβ3 (GPIIb/IIIa) nas plaquetas[77].

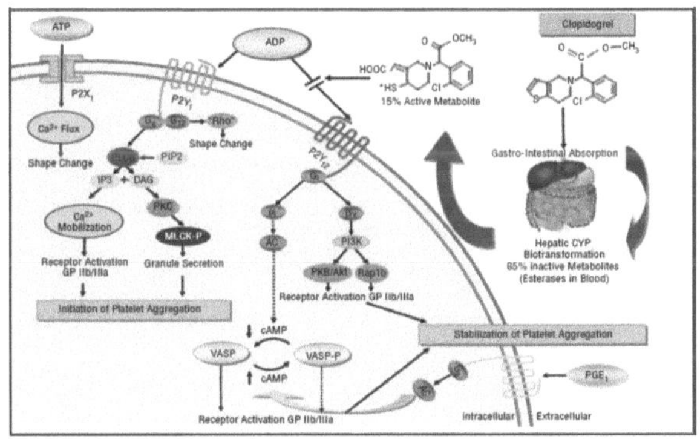

Figura 9: Mecanismo de ação do clopidogrel [78].

ATP:Adenosina trifosfato; ADP:Adenosina difosfato; PLC:FosfolipaseC; PIP2: Fosfatidilinositoldisfosfato; IP3:Inositol trifosfato; DAG:Diacilglicerol; PK: Proteína quinase; MLCK-P:Fosforilação da cadeia leve de miosina quinase; GP:Glicoproteína; AC:Adenilato ciclase; cAMP:Adenosina monofosfato cíclica; VASP: Fosfoproteína estimulada por vasodilatador; PI3K: Fosfatidilinositol 3-quinase; PGE1: Prostaglandina E1

3.1.2.3. Farmacocinética

❖ Reabsorção e distribuição

O clopidogrel é rapidamente absorvido e não é fortemente afetado pelos alimentos. O clopidogrel é um substrato para a glicoproteína-P (P-gp), uma bomba dependente de ATP responsável pelo efluxo transmembranar de muitos fármacos. A P-gp pertence à superfamília dos transportadores ABC e é codificada pelo gene MDR1 (ABCB1) de resistência a múltiplos fármacos. O polimorfismo que afeta este gene pode ser responsável pela variabilidade na absorção intestinal do clopidogrel. O clopidogrel e o seu principal metabolito circulante estão ligados de forma reversível às proteínas plasmáticas (98% e 94%, respetivamente). A sua distribuição é bastante limitada. A sua distribuição é bastante limitada, estando restrita ao sistema circulatório, fígado, rins, pulmões e tecido adiposo. Foram observados aproximadamente 1 hora após a administração de uma dose de carga de 600 mg[79].

❖ Metabolismo

O clopidogrel é um pró-fármaco que requer uma bioactivação complexa através do metabolismo hepático envolvendo várias enzimas metabolizadoras de fármacos. O clopidogrel é extensivamente metabolizado, principalmente (cerca de 85%) pela carboxilesterase 1 (CES1), num derivado inativo do ácido carboxílico que representa o metabolito mais abundante no sangue. Cerca de 15% do clopidogrel absorvido é biotransformado no seu metabolito ativo através de um processo enzimático em duas fases. Na primeira fase, o clopidogrel é transformado num intermediário inativo, o 2-oxo-clopidogrel, e depois, na segunda fase, é transformado no metabolito tiol ativo na presença de glutatião reduzido (GSH) **(figura 10)[79]**.

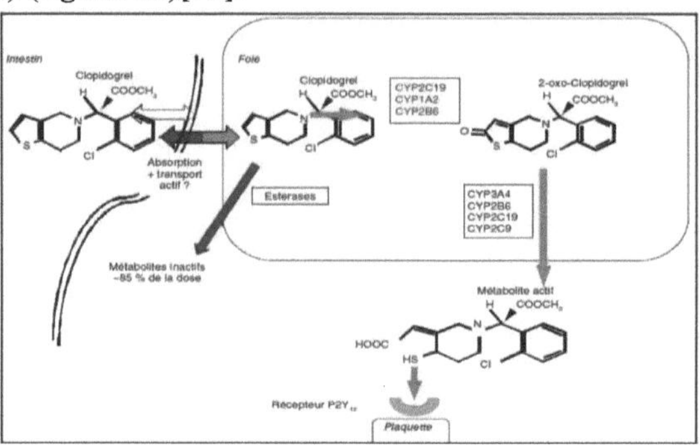

Figura 10: Absorção e metabolismo do clopidogrel [77].

Existem dados controversos sobre as enzimas que catalisam a formação do metabolito ativo. Vários estudos in vitro e in vivo indicaram o CYP2C19 como a principal enzima responsável pela bioactivação do clopidogrel, desempenhando os CYP1A2, CYP2B6, CYP2C9 e CYP3A4/5 um papel menor. Contudo, outros sugerem que o 2-oxo-clopidogrel é formado principalmente pelo CYP3A4/5 intestinal e depois metabolizado para a forma ativa pela paraoxonase 1 (PON 1) **[79]**.

❖ **Eliminação**

O metabolito ativo tem uma semi-vida curta de cerca de 30 minutos, enquanto a semi-vida do composto de origem é de cerca de 6 horas. Após uma dose oral radiomarcada, aproximadamente 50% da radioatividade total foi encontrada na urina e nas fezes, respetivamente**[79]**.

3.1.2.4. Indicações

Em comparação com a aspirina em doentes com acidente vascular cerebral isquémico recente, enfarte do miocárdio ou doença arterial periférica, o clopidogrel reduziu o risco de morte cardiovascular, enfarte do miocárdio e acidente vascular cerebral em 8,7%. Por exemplo, a combinação de aspirina e clopidogrel é recomendada durante, pelo menos, 4 semanas após a implantação de um stent de metal nu numa artéria coronária e durante, pelo menos, 1 ano nos doentes com um stent farmacológico[76].

A combinação de aspirina e clopidogrel também encontrou o seu lugar na prevenção de eventos aterotrombóticos e tromboembólicos em doentes com fibrilhação auricular que não podem ser tratados com anticoagulantes, tal como descrito no ensaio clínico ACTIVE (Atrial fibrillation Clopidogrel Trial with Irbesanan for prevention of Vascular Events)[80].

A combinação de clopidogrel e aspirina é também eficaz em doentes que sofrem de angina instável. Em 12562 doentes, o risco de morte cardiovascular, enfarte do miocárdio ou AVC foi de 9,3% nos que receberam aleatoriamente a associação de clopidogrel e aspirina e de 11,4% nos que receberam apenas aspirina, o que representa uma redução do risco relativo de AVC de 20%, com uma redução de 3,8% do risco de recorrência sem comprometer o risco de hemorragia[76].

3.1.2.5. Variabilidade na resposta ao clopidogrel

A definição de resistência ao clopidogrel (RC) é inconsistente na literatura por várias razões fundamentais. Em primeiro lugar, existe inconsistência na terminologia atribuída ao resultado clínico mensurável da reatividade plaquetária indesejavelmente elevada apesar da terapêutica antiplaquetária regular. Termos como reatividade plaquetária elevada durante o tratamento, falta de resposta e resistência têm sido utilizados em ensaios, revisões e meta-análises para descrever uma medição da reatividade plaquetária elevada ou um resultado clínico isquémico apesar da terapêutica antiplaquetária. Estes termos são muitas vezes utilizados indistintamente. O termo "resistência antiplaquetária" refere-se àquilo que resulta numa reatividade antiplaquetária elevada ou está associado a resultados clínicos isquémicos adversos[81].

Alguns doentes são classificados como "maus respondedores", ou seja, mantêm pouca ou nenhuma alteração na sua capacidade de agregação plaquetária ao ADP com clopidogrel em comparação com a linha de base, quer através do teste de agregação plaquetária, do teste VASP ou do teste VerifyNow P2Y12.Apesar da heterogeneidade dos resultados, a resistência biológica ao clopidogrel, observada em aproximadamente 20% dos doentes tratados com 75 mg/d de clopidogrel, foi associada a um risco acrescido de eventos cardiovasculares (OR:8; 95% CI:[3,4-19] [77].

3.1.2.6. Mecanismos não genéticos preditivos da não resposta biológica ao clopidogrel

Foi demonstrado que a variação dos efeitos inibitórios plaquetários do clopidogrel está associada a factores genéticos, incluindo polimorfismos e epigenética. No entanto, estes dados sobre a variação genética são insuficientes para explicar a variação na resposta ao clopidogrel. E x i s t e m ainda outros factores não genéticos (**Quadro IV**), como as caraterísticas demográficas, as doenças concomitantes e as interações medicamentosas que influenciam o efeito antiplaquetário do clopidogrel.

Tabela IV: Factores não genéticos na variabilidade da resposta ao clopidogrel [82].

Mecanismos intrínsecos	-Dose inadequada de clopidogrel -Interações medicamentosas entre o clopidogrel e os tratamentos associados: Clopidogrel e IBPs;Clopidogrel e estatinas;Clopidogrel e bloqueadores dos canais de cálcio -Biodisponibilidade reduzida do clopidogrel : Fraca adesão; Metabolismo acelerado
Mecanismos extrínsecos	Idade; Sexo; Tabagismo Antecedentes médicos: Obesidade; Diabetes mellitus insulina; Hipertensão arterial; Doença renal crónica... Rotação das plaquetas

PPI: inibidores da bomba de protões

3.1.2.7. Mecanismos genéticos preditivos da não resposta biológica ao clopidogrel

Existem várias variabilidades genéticas identificadas que contribuem para a não-responsividade ao clopidogrel. De facto, a reatividade plaquetária variável ao clopidogrel é altamente hereditária. Uma vez que o clopidogrel é submetido a absorção intestinal, bioactivação por enzimas CYP450 e desativação por esterases, este processo pode ser afetado por diversas variantes genéticas. As variantes genéticas que podem interferir com a reatividade plaquetária variável do clopidogrel incluem polimorfismos de CYP2C19, CYP3A4/5, CYP2C9, BABCB1, PON1, CES1 e o polimorfismo genético dos receptores P2Y12[83].

❖ **Polimorfismo genético que afecta a absorção intestinal**

O gene ABCB1 codifica o transportador intestinal da glicoproteína-P multirresistente-1, um modulador da absorção do clopidogrel. e função, tendo uma influência direta na disponibilidade sistemática dos seus substratos. Esta variabilidade deve-se, em parte, aos vários polimorfismos genéticos que afectam o gene ABCB1. Apesar de ser um polimorfismo silencioso, não conduzindo a alterações na sequência de aminoácidos, o C3435T localizado no exão 26 tem sido associado a variações na expressão e função intestinal da P-gp[84].

Na literatura, o envolvimento do polimorfismo ABCB1 C3435T na RC é controverso. Por um lado, várias equipas concluíram que não existe uma associação significativa entre as variantes do ABCB1 e a RC, e Su et al[85] relataram que o ABCB1 3435C>T não estava associado à RC (p=0,288) em doentes chineses com AVC isquémico tratados com clopidogrel. Li et al[86] também verificaram que os SNPs ABCB1 3435C>T não estavam associados à RC e a eventos isquémicos recorrentes em 268 doentes chineses que tinham recebido um stent extra ou intracraniano. De facto, a análise da curva de concentração-tempo do clopidogrel e do seu metabolito ativo revelou que, após uma dose de carga de 300 mg ou 600 mg de clopidogrel, os níveis de Cmax e AUC do clopidogrel e do seu metabolito ativo eram mais baixos nos doentes portadores do genótipo 3435TT em comparação com os doentes portadores de pelo menos um alelo "C" normal. Estes valores mais baixos de Cmax e AUC observados nos portadores de 3435TT sugerem um aumento do efluxo intestinal, provavelmente em resultado da sobreexpressão da P-gp[87].

Além disso, Kim et al verificaram que o ABCB1 SNP 3'UTR A>G (rs3842), mas não o ABCB1 SNP -154T>C, estava associado ao desenvolvimento de AVC isquémico numa população coreana, num estudo de caso-controlo que incluiu 121 participantes com AVC isquémico e 291 participantes de controlo[88].

❖ Polimorfismo do gene da paraoxonase-1

A PON1 codifica uma proteína esterase encontrada principalmente nos hepatócitos e com um papel na regulação da homeostase das lipoproteínas de alta densidade. A PON1 foi descrita como uma enzima chave na biotransformação do clopidogrel num fármaco mais ativo, tendo sido identificados dois polimorfismos principais: rs662 (ou Q192R) e rs854560 (ou L55M)[43].

Os dados da literatura são convergentes. De facto, o estudo realizado por Bouman et al. revelou uma associação significativa (p=0,001) entre o polimorfismo genético PON1 Q192R e a frequência de trombose de stent aos 12 meses em doentes tratados com clopidogrel[89].

Além disso, o aumento da atividade enzimática da PON 1 leva a um aumento da produção do endometabolito do 2-oxo-clopidogrel em detrimento da formação do metabolito ativo através do CYP2C19, o que resulta numa fraca resposta ao clopidogrel e, por conseguinte, num maior risco de trombose após ICP.Em contrapartida, Mega et al.relataram que a variante genética Q192R não estava associada à resposta farmacológica ou clínica ao clopidogrel, e a sua meta-análise de 13 estudos também não mostrou associação estatisticamente significativa entre a variante 192Q e os MACEs (Major Adverse Cardiovascular Events) durante o tratamento com clopidogrel[90].

Além disso, o trabalho de Dansette et al. mostrou que a segunda fase da conversão enzimática depende principalmente da via do citocromo P450 para converter o 2-oxo-clopidogrel em cis 4b, mas também depende da PON1 para o converter no metabolito "endo" menor 4b, cuja atividade antiplaquetária ainda não foi determinada. Estes resultados sugerem que o papel da PON1 na RC pode não ser importante[91].

❖ **Polimorfismo genético que afecta o metabolismo do clopidogrel**

Os citocromos P450 mais envolvidos no metabolismo do clopidogrel a tiol ativo são o CYP3A4 e o CYP2C19. A sua expressão e atividade são muito O gene CYP2C19 é altamente polimórfico, com mais de 2000 variantes genéticas descritas (**figura 11**), a maioria das quais são intrónicas e a minoria variantes na região codificante[92].

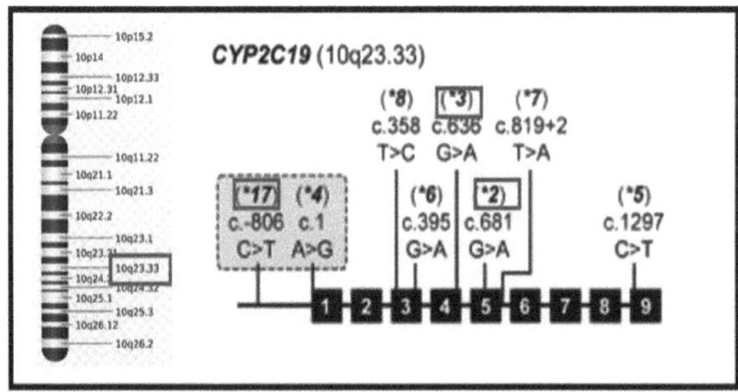

Figura 11: Polimorfismos no gene do citocromo P2C19 [93].

Os alelos CYP2C19*2 e CYP2C19*3 estão associados a uma redução parcial ou total da atividade enzimática consoante o genótipo seja homozigótico (metabolizadores lentos) ou heterozigótico (metabolizadores intermédios) e o CYP2C19*17 permite um metabolismo ultrarrápido na ausência dos alelos*2 e*3. (quadro V)[94].

Tabela V: Fenótipos metabólicos de acordo com o genótipo do citocromo P2C19 [94].

Fenótipo	Genótipo	Atividade enzimática
Metabolisadores ultra-rápidos (UM)	*1/*17 *17/*17	Atividade enzimática normal ou melhorado
Metabolizadores extensivos (EM)	*1/*1	Atividade enzimática normal
Metabolizadores intermédios (IM)	*1/*2 *1/*3 *2/*17	Atividade enzimática intermédia
Metabolizadores lentos (PM)	*2/*2 *3/*3 *2/*3	Atividade enzimática fraca ou ausente

Os alelos de perda de função (LOF) mais comuns são os CYP2C19*2 e *3, que resultam em proteínas degradadas ou não funcionais. O haplótipo CYP2C19*2 contém uma variante (c.681G>A) que conduz a um códão de paragem prematuro, produzindo uma proteína não funcional. A frequência do alelo menor deste polimorfismo de nucleótido único varia consoante a origem étnica[92].

Os portadores do alelo LOF CYP2C19 (PM e IM) têm uma capacidade reduzida de bioatividade do clopidogrel. Foi registada uma redução relativa de 32% nas concentrações plasmáticas do metabolito ativo nos portadores do alelo LOF após exposição ao clopidogrel. Consistente com isto, o genótipo LOF está associado a uma reatividade plaquetária elevada durante o tratamento após ICP, que é um fator de risco independente para MACEs. Por conseguinte, os portadores do genótipo LOF tratados com clopidogrel podem estar em maior risco de MACE após ICP do que os não portadores[95].

A presença de LOF CYP2C19 tem sido associada a uma elevada reatividade plaquetária (HPR) durante o tratamento com clopidogrel. Numa meta-análise de 4 estudos que envolveram 4341 indivíduos que receberam uma dose de carga de 600 mg de clopidogrel, verificou-se uma HPR residual significativa que parecia refletir um efeito de dose genética nos portadores de CYP2C19*2 em comparação com os não portadores (**figura 12**).

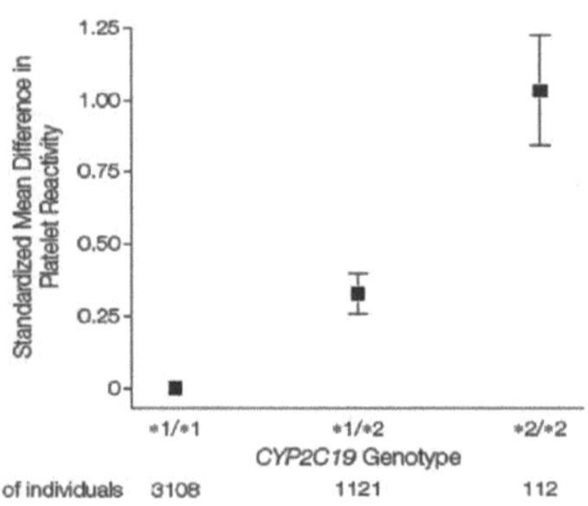

Figura 12: Reatividade plaquetária de acordo com o genótipo do citocromo P2C19 após carga de clopidogrel [92].

Além disso, em 2018, uma análise no departamento de hematologia do Hospital Fattouma Bourguiba em Monastir de 150 pacientes coronários sugeriu que o transporte do polimorfismo CYP2C19 * 2 poderia ser um potencial preditor de HRP persistente no clopidogrel em diabéticos (OR = 4,437; p = 0,032), enquanto este polimorfismo não teve impacto em indivíduos não diabéticos (p = 0,759). Em primeiro lugar, a diabetes induz um aumento da atividade da esterase, o que pode levar a uma redução da produção do metabolito ativo do clopidogrel. Esta diminuição é ainda mais exacerbada pela presença da variante genética CYP2C19*2, que pode levar a uma resposta ineficaz ao tratamento em doentes diabéticos. Para além desta explicação, outros factores podem contribuir para esta má resposta, como o aumento da rotação plaquetária. Isto pode resultar num conjunto de plaquetas que não foram expostas ao metabolito ativo do clopidogrel durante tempo suficiente, particularmente durante o período noturno. É também importante notar que as plaquetas em doentes diabéticos são frequentemente hiperactivas, o que pode requerer um maior grau de inibição para atingir um efeito ótimo do tratamento[96].

O estudo de Song et al[97] é particularmente interessante: foi efectuado em 20 voluntários saudáveis que receberam 300 mg de clopidogrel e foram classificados em 3 grupos de acordo com o genótipo: CYP2C19*1/*1 (NM ou EM; n=8), CYP2C19*1/*2 ou *1/*3 (IM; n=10) e CYP2C19 *2/*2, *3/*3 ou *2/*3 (PM; n=2). O estudo mostrou um impacto significativo dos polimorfismos CYP2C19*2 e CYP2C19*3 nos parâmetros farmacocinéticos do clopidogrel (C_{max} e AUC0-t do metabolito ativo do clopidogrel) e na reatividade plaquetária (**figura13**), bem como uma associação significativa entre estas propriedades farmacocinéticas e a inibição da reatividade plaquetária (p<0,01).

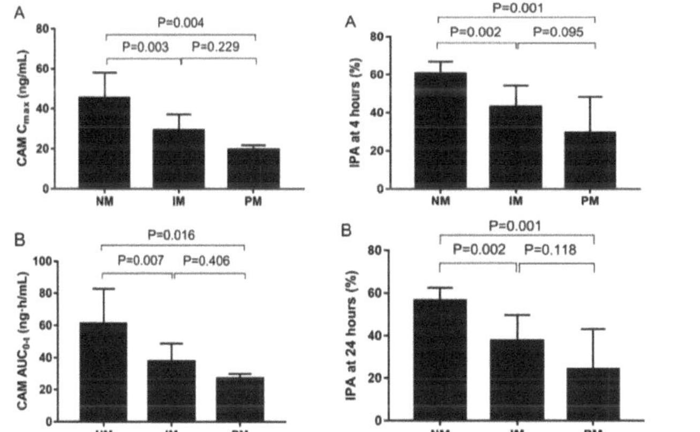

Figura 13: Impacto dos polimorfismos do citocromo P2C19*2 e do citocromo P2C19*3 nas propriedades farmacocinéticas do metabolito ativo do clopidogrel e na inibição da agregação plaquetária às 4h e 24h [97].
IPA: inibição da agregação plaquetária; CAM: metabolito ativo do clopidogrel; NM: metabolizadores normais; IM: metabolizadores intermédios; PM: metabolizadores pobres; LTA: agregometria de transmissão luminosa; AUC: área sob a curva; Cmax: concentração máxima.

Vários estudos sublinharam também a utilidade clínica da genotipagem dos doentes que tomam clopidogrel. Além disso, em 2010, a FDA (Food Drug Administration) emitiu um aviso de que o clopidogrel pode ser menos eficaz em doentes portadores do alelo LOF do CYP2C19*2 e que poderiam ser utilizados testes disponíveis para identificar diferenças genéticas na função do CYP2C19**[98]**. Alguns estudos sobre o impacto dos polimorfismos genéticos do CYP2C19 e dos seus genes associados na resposta ao clopidogrel estão resumidos na **tabela VI**.

Tabela VI: Consequências do polimorfismo genético do citocromo P450 e dos seus genes associados na resposta clínico-biológica ao clopidogrel

Estudo	Método	População	Número de pacientes	Polimorfismo estudado	Resultados
Angulo-Aguado et al.2021 [99]	PFA-200	SCA	166	CYP2C19*2 CYP2C19*17	Os grupos que responderam e não responderam ao clopidogrel não apresentaram diferenças entre os diferentes genótipos. (p=0,21 para o CYP2C19*2 e p=0,83 para o CYP2C19*17).
Aga 2020 [100]	Índice VASP	Profilaxia das doenças cardiovasculares	100	CYP2C19	Verificou-se que o alelo homozigótico CYP2C19*1 era o metabolizador rápido em comparação com o alelo heterozigótico CYP2C19*1, enquanto os alelos CYP2C19*2 e CYP2C19*3 eram e estavam presentes em 28% dos doentes.
Yang et al. 2020 [101]	Verify Now® P2Y12	SCA	98	CYP2C19*2 CYP2C19*3 CYP2C19*17	Não foi observada qualquer associação entre o CYP2C19*3 e a reatividade plaquetária ao clopidogrel, mas a frequência de HTPR (High on Treatment Platelet Reactivity) foi significativamente mais elevada nos doentes portadores do polimorfismo CYP2C19*2 em homozigotia do que nos heterozigotos (p<0,05) e nos não portadores (p<0,001). 100% dos portadores do polimorfismo CYP2C19*2 no estado homozigótico mantiveram uma reatividade plaquetária elevada apesar de uma dose de de clopidogrel.

Tabela VI (continuação): Consequências do polimorfismo genético do citocromo P450 e dos seus genes associados na resposta clínico-biológica ao clopidogrel

Estudo	Método	População	Número de pacientes	Polimorfismo estudado	Resultados
Su et al. 2019 [102]	LTA	SCA	125	CYP2C19*3 CYP2C19*2	O porte do alelo mutado CYP2C19*2 (OR=5,317; 95% CI [1,542-26,428]; p = 0,001) e CYP2C19*3 (OR= 4,295; IC95% [1,312-17,517]; p = 0,013) é uma das causas de RC em doentes com SCA na China.
Chouchene et al. 2018 [96]	VerifyNow® P2Y12	SCA	150 : 76: diabéticos 74: não-diabéticos	CYP2C19*2	Ser portador do alelo CYP2C19*2 em doentes diabéticos foi significativamente associado a HTPR (p=0,032; OR= 4,437; 95% CI [1,134-17,359]). Em contrapartida, nos doentes não diabéticos, não se verificou uma diferença significativa na resposta plaquetária ao clopidogrel em função da presença ou ausência de um alelo CYP2C19 * 2 (p = 0,759; OR= 1,260, IC 95% [0,288 - 5,522]).

SCA: síndrome coronária aguda; LTA: Light Transmission Aggregometry; PFA: Platelet Function Analyzer; VASP: VASP: VASodilator Stimulated Phosphoprotein; HTPR: High on Treatment Platelet Reactivity; CR: Clopidogrel Resistance.

A par do citocromo CYP2C19, o CYP3A4 está também envolvido na formação do metabolito ativo do clopidogrel e tem vários polimorfismos que podem ser responsáveis pela variabilidade da reatividade plaquetária em doentes tratados com clopidogrel e podem interferir com a resposta terapêutica[91]. Mirzaev et al[103] concluíram que não existe relação entre a atividade do CYP3A4 e a reatividade plaquetária ao clopidogrel e que a genotipagem não prevê o efeito antiplaquetário do clopidogrel. Outros estudos referiram que, dos polimorfismos do CYP3A4 estudados (CYP3A4*1B, CYP3A4*3, IVS7+258A>G, IVS7+894C>T e IVS10+12G>A), apenas o polimorfismo IVS10+ 12G>A do CYP3A4 teve impacto na agregação plaquetária em doentes tratados com clopidogrel, o que pode contribuir para a variabilidade da resposta. No entanto, são necessários mais estudos para estabelecer a relevância clínica destes polimorfismos.

Os alelos CYP2C9*2 e *3 podem também contribuir para a alteração da resposta plaquetária. Os portadores destas variantes mostraram uma reatividade plaquetária residual significativa com o clopidogrel. Além disso, estes alelos influenciam as propriedades farmacocinéticas do metabolito ativo[104].

❖ **Polimorfismo do gene da carboxilesterase 1**

A grande maioria do clopidogrel absorvido é desviada pela CES1 para metabolitos carboxílicos inactivos. Por conseguinte, pensa-se que as variações genéticas que afectam a expressão ou a atividade da CES1 são determinantes importantes da resposta ao clopidogrel. A CES1 tem dois isótipos, a CES1A1 (frequentemente referida como CES1) e a CES1P1. Estudos anteriores identificaram vários SNP na região codificadora da CES1, incluindo o rs71647871 (G143E), o rs71647872 (D260fs) e a variante intrónica rs8192950[91].

A mutação G143E reduz a atividade catalítica da CES1. Lewis et al. verificaram que os portadores do alelo CES1 143E apresentavam níveis mais elevados do metabolito ativo do clopidogrel e uma melhor resposta ao clopidogrel do que os portadores do alelo 143G (tipo selvagem) em indivíduos saudáveis. Ao mesmo tempo, em doentes com doença coronária tratados com clopidogrel In, o alelo 143E reduziu a agregação plaquetária induzida pelo ADP e o risco de eventos cardiovasculares. Tarkiainen et al. também relataram em voluntários saudáveis que os portadores do alelo CES1 143E têm uma maior AUC de clopidogrel e do metabolito ativo e uma menor agregação plaquetária mediada por P2Y12. Além disso, verificou-se que o alelo CES1P1 rs3785161 estava associado a um efeito antiplaquetário atenuado do clopidogrel em 162 doentes com doença coronária[105]. Outro estudo único realizado por Neuvonen et al[106] descobriu que as variantes dos polimorfismos rs12443580 e rs8192935 do gene CES1 tinham um efeito significativo na expressão do CES1 no sangue total, mas não no fígado, indicando o efeito tecido-específico destes polimorfismos na expressão do CES1. Estes polimorfismos não afectaram a farmacocinética do clopidogrel; em comparação, o alelo CES1c.428G>A foi associado a uma diminuição significativa da hidrólise do clopidogrel. Mirzaev et al[107] estudaram o efeito do polimorfismo rs2244613 no gene CES1 no tratamento antiplaquetário com clopidogrel. Foi determinado que uma modificação da CES1 na posição c.1168-33A>C pode hipoteticamente afetar a fosforilação da proteína e influenciar a função catalítica da CES1. Este polimorfismo pode modificar a estrutura secundária da proteína CES1 e afetar a interação entre a proteína CES1 e o ligando[107].

❖ **Polimorfismo genético que afecta os receptores plaquetários** P2Y12 O P2Y12 é um recetor plaquetário de ADP que desempenha um papel essencial n a ativação plaquetária. O gene P2Y12 está localizado n o cromossoma 3q24-q25. Tem uma extensão de 47 kb e é constituído por três exões e dois intrões. O polimorfismo do recetor P2Y12 demonstrou ser um determinante importante da grande variabilidade inter-individual na reatividade plaquetária[108].

Inicialmente, foram identificados cinco polimorfismos do gene do recetor P2Y12 (**Figura 14**)[109], quatro dos quais (i-C139T, iT744C, i-ins801A, G52T) estavam em completo desequilíbrio de ligação. Foram designados como haplótipos H1 e H2, com frequências de 86% e 14%, respetivamente.

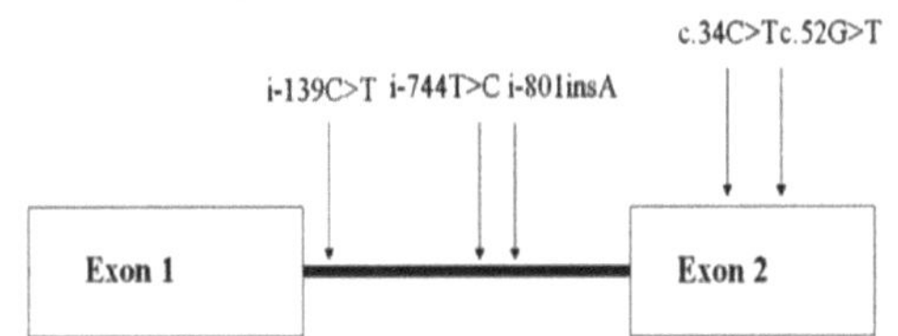

Figura 14: Diagrama esquemático da localização dos polimorfismos avaliados no gene P2Y12 [109].

Fontana et al[110] demonstraram que os mutantes homozigóticos para o haplótipo H2 (744 T>C ou 52G>T) do gene P2Y12 são resistentes ao clopidogrel. Estes mutantes representam cerca de 3% da população em geral. Relataram que a agregação plaquetária induzida pelo ADP estava associada a um haplótipo P2Y12 H2 em indivíduos saudáveis. Staritz et al. contribuíram com o relato de que um genótipo H2 homozigótico contribui para a RC. Zoheir e colegas mostraram uma associação entre o gene rs2046934 T>C no P2Y12 e o aumento da ativação plaquetária em resposta ao ADP[111].

Li et al[112] mostraram que os polimorfismos rs6785930 C>T e rs6809699 G>T do P2Y12 estavam associados a um risco aumentado de RC e eventos cardiovasculares subsequentes em pacientes chineses com SCA após ICP. IL relatou que os portadores do alelo rs2046934 A (rs2046934 T>C) do P2Y12 apresentaram eventos adversos independentemente do status do stent (extracraniano ou intracraniano). Por outro lado, num estudo de Nie et al[113], os autores encontraram uma possível associação entre variações genéticas comuns no gene P2Y12 e a reatividade plaquetária residual ao clopidogrel utilizando a tromboelastografia numa população chinesa com SCA, após o ajuste para a influência dos alelos CYP2C19*2 e *3. Selecionaram os SNP P2Y12 (rs6798347, rs6787801, rs6801273, rs6785930 e rs2046934) contidos no estudo. na região promotora do gene P2Y12, que pode modificar a sua atividade transcricional em vez de modificar a estrutura do recetor P2Y12. Os seus resultados mostram que o alelo P2Y12 rs2046934 (T744C) não foi significativamente associado a uma reatividade plaquetária elevada durante o tratamento (HTPR). Uma meta-análise de 2019 realizada por Zhao et al[114] sobre os polimorfismos P2Y12 em doentes tratados com clopidogrel mostrou que os eventos isquémicos são mais frequentes em doentes com genótipos TT + TC vs CC do polimorfismo P2Y12 C34T. Mostraram que este polimorfismo prediz o risco de eventos adversos recorrentes e que os portadores do alelo T têm um maior risco de eventos isquémicos apesar de tomarem clopidogrel. Por outro lado, outros estudos mostraram resultados divergentes. De acordo com um estudo de Ulehlova et al.[115], não houve associação estatisticamente significativa entre a variante C34T do recetor P2Y12 e a resposta ao tratamento antiplaquetário com 75 mg de clopidogrel. Siasos et al.[116] também mostraram que a PRU avaliada pelo VerifyNow não diferiu entre portadores e não portadores do alelo C34T (p = 0,41) e que o polimorfismo C34T não teve impacto nas complicações cardiovasculares (p = 0,17).

3.1.2.8. Factores epigenéticos que predispõem para a não resposta ao clopidogrel

As alterações epigenéticas são compostas principalmente por ARN não codificantes, modificação das histonas e metilação do ADN. A metilação do ADN pode ter uma influência significativa na resposta ao clopidogrel. Os estudos sugerem que a modificação da metilação do ADN, que ocorre nos dinucleares de citosina-fosfato-guanina (CpG), é uma modificação epigenética fiável e estável e pode remodelar ativamente os processos de doença. Tipicamente, a hipermetilação das ilhas CpG (CGI) pode induzir a transcriptase silenciosa e influenciar a expressão de proteínas específicas. Um estudo revelou que a metilação aberrante do ADN pode participar no aparecimento e desenvolvimento de placas. Vários estudos tentaram determinar a relação entre a metilação do ADN de outros genes e a RC. Estes genes foram o ABCB1, o P2Y12 e o PON1. Ao contrário do CYP2C19, as ilhas CGI destes genes estão localizadas na região promotora. A metilação do ADN na região promotora inibe a ligação dos factores de transcrição, silenciando assim a expressão genética. O estudo P2Y12 registou uma percentagem mais baixa de metilação do ADN no grupo resistente ao clopidogrel, mas o estudo PON1 apresentou o resultado oposto. Uma percentagem mais baixa de metilação do P2Y12 aumenta a transcrição do gene e, consequentemente, há mais receptores P2Y12 disponíveis para ligação ao ADP, levando a um aumento da atividade plaquetária. O gene PON1 desempenha um papel na biotransformação do clopidogrel. Consequentemente, uma percentagem mais elevada de metilação reduz a transcrição do gene correspondente, levando a uma redução do metabolito ativo do clopidogrel. Em contraste, não foi encontrada uma relação significativa entre a metilação do ADN do gene ABCB1 e a RC [118]. Os miRNAs são pequenos RNAs não codificantes, curtos e de cadeia simples, com cerca de 22 nucleótidos de comprimento. Podem reduzir a expressão do ARNm ligando-se diretamente ao ARNm alvo e interferindo com a tradução das proteínas. Numerosos estudos exploraram a ligação entre mRNAs e miRNAs específicos e a reatividade e ativação plaquetárias. Por exemplo, estudos demonstraram que o miR-96 regula a expressão da proteína 8 dos microtúbulos associada às vesículas plaquetárias, um componente crítico da exocitose dos grânulos plaquetários. Outros também indicaram que o miR-28 regula diretamente a expressão do recetor da trombopoietina[119]. Dos 377 miRNAs observados nas plaquetas humanas, o miR-223 foi o mais diferencialmente expresso no plasma rico em plaquetas, em comparação com o plasma pobre em plaquetas e o soro. Pensa-se também que os miRNAs plaquetários circulantes sirvam como indicadores para a adaptação de terapias antiplaquetárias. A diminuição da expressão do miR-223 nas plaquetas e no plasma previu uma reatividade plaquetária elevada em doentes tratados com clopidogrel, indicando que o nível de miR-223 poderia servir como um potencial biomarcador para prever a resposta ao clopidogrel. Foi demonstrado que o miR-26a está envolvido na regulação da reatividade plaquetária pelo clopidogrel através da regulação da expressão da fosfoproteína estimulada por vasodilatadores[120].

3.1.3. Prasugrel

3.1.3.1. Geral

Formulado como um sal de cloridrato racémico, o cloridrato de prasugrel [5-[(1RS)-2-ciclopropil-1-(2-fluorofenil)-2-oxoetil]-4,5,6,7-tetrahidrotieno[3,2-c]piridin-2-il acetato (**figura15**), tem a fórmula empírica C20H20FNO3S-HCl e um peso molecular de 409,9[121].

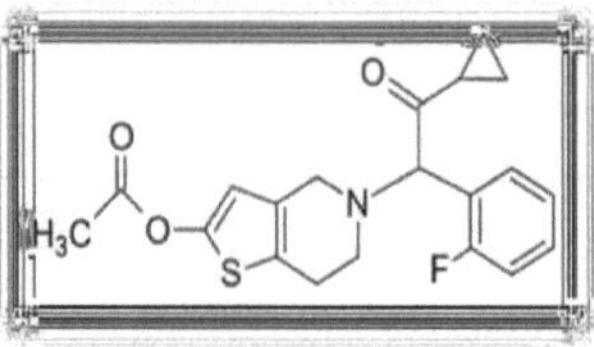

Figura 15: Estrutura química do prasugrel [121].

3.1.3.2. Farmacodinâmica

À semelhança de outros derivados da tienopiridina, o metabolito ativo do prasugrel (R-138727) liga-se irreversivelmente ao recetor P2Y12, formando pontes dissulfureto entre resíduos de cisteína extracelulares nas posições Cys17 e Cys270 para impedir a ativação plaquetária. Em doentes com doença arterial coronária estável, o prasugrel produz uma inibição mais rápida e mais eficaz da função plaquetária do que o clopidogrel[122]. A sua utilização em combinação com a aspirina está indicada como tratamento de 1ª linha (em comparação com a combinação de aspirina e clopidogrel) em doentes com SCA, com vista à angioplastia coronária[122].

3.1.3.3. Farmacocinética

As caraterísticas parmacocinéticas do prasugrel estão resumidas no quadro VII.

Tabela VII: Caraterísticas farmacocinéticas do prasugrel [79].

Absorção	Eliminação	Duração do efeito
Por ano Biodisponibilidade ≈ 100%.	O pró-fármaco é rapidamente hidrolisado no intestino em tiolactona, que é depois convertida num metabolito ativo num único passo, principalmente pelas enzimas CYP3A4 e CYP2B6. A sua meia-vida O tempo de eliminação é de aproximadamente 7 horas.	5 dias

CYP3A4: citocromo 3A4; CYP2B6: citocromo 2B6

3.1.3.4. Fontes de variabilidade da resposta

❖ Factores não genéticos

Vários mecanismos podem contribuir para uma má resposta ao prasugrel, tornando o tratamento menos eficaz (**tabela VIII**).

Tabela VIII: Efeito de factores intrínsecos na farmacocinética e farmacodinâmica do prasugrel [79].

Factores intrínsecos	Prasugrel
Baixo peso corporal	Aumento da exposição aos metabolitos activos; aumento da inibição da agregação plaquetária; risco de hemorragia
Género (mulheres vs homens)	Exposição semelhante em indivíduos saudáveis; Exposição semelhante em doentes com SCA; ICP semelhante em indivíduos saudáveis; Sem ICP em doentes com SCA. clinicamente significativa
Idade	Exposição semelhante em indivíduos saudáveis e em doentes com doença arterial coronária estável em todas as faixas etárias PCI semelhante em indivíduos saudáveis em todas as faixas etárias Aumento de exposição em doentes com SCA com idade ≥ 75 anos Clinicamente significativo devido ao aumento do risco de hemorragia
Insuficiência renal	Moderada: exposição e PIC semelhantes; Grave: exposição reduzida mas PIC semelhante
Insuficiência hepática	Moderado: exposição semelhante e ICP; Grave: risco de hemorragia aumentado; Clinicamente significativo

SCA: síndrome coronária aguda; ICP: intervenção coronária percutânea.

❖ Factores genéticos

Vários investigadores examinaram as associações entre os genótipos CYP450 e a resposta ao prasugrel. Um estudo relatou uma sobre-representação da variante CYP2C9*2 em pessoas com níveis mais baixos de inibição plaquetária com o prasugrel, enquanto outros não encontraram qualquer efeito significativo do CYP2C9, CYP2C19, CYP2B6, CYP3A4 ou CYP1A2 nos níveis dos metabolitos do prasugrel ou nos efeitos antiplaquetários[123].

Os polimorfismos PEAR1 foram estudados quanto à sua variação no efeito do prasugrel. Num pequeno estudo com 36 indivíduos chineses nativos saudáveis, o efeito do prasugrel foi avaliado pelo VerifyNow. Os alelos menores de seis SNPs (rs3737224, rs41273215, rs11264580, rs6671392, rs822441 e rs822442) foram testados. Os polimorfismos foram associados a um aumento da reatividade plaquetária ao prasugrel. No entanto, é necessário um estudo mais aprofundado destes polimorfismos com o prasugrel para obter resultados tangíveis[43]. Alguns estudos sobre o impacto dos polimorfismos genéticos na resposta ao prasugrel estão resumidos na **tabelaIX**.

Tabela IX: Variantes que influenciam a resposta ao prasugrel [124].

Referências	População	Gene	Uma variante	Observações
Xiang et al. 2013	Voluntários de boa saúde	PEAR1	rs822441	Doentes com o genótipo CC tratados com prasugrel Podem ter níveis mais baixos de inibição da agregação plaquetária do que os doentes com o genótipo CG ou GG.
Xiang et al. 2013	Voluntários de boa saúde	PEAR1	rs12407843	Os doentes com genótipo AA tratados com prasugrel podem ter níveis mais baixos de inibição da agregação plaquetária do que os doentes com genótipo AG ou GG.
Xiang et al. 2013	Voluntários de boa saúde	PEAR1	rs77235035	Os doentes com genótipo AA tratados com prasugrel podem ter níveis mais baixos de inibição da agregação plaquetária do que os doentes com genótipo AA tratados com prasugrel. em doentes com genótipo AC ou CC.
Cuisset et al. 2012	SCA tratada com ICP	CYP2C19	rs12248560	Os doentes com genótipo TT e CT e síndrome coronária tratados com prasugrel podem ter um risco acrescido de hemorragia em comparação com os doentes com genótipo CC.
Xiang et al. 2013	Voluntários de boa saúde	PEAR1	rs3737224	Os doentes com o genótipo TT tratados com prasugrel podem ter níveis mais baixos de inibição da agregação plaquetária em comparação com os doentes com o genótipo TT. em doentes com o genótipo CT ou CC.

Tabela IX (continuação): Variantes que influenciam a resposta ao prasugrel

Referências	População	Gene	Uma variante	Observações
Xiang et al. 2013	Voluntários de boa saúde	PEAR 1	rs82244 2	Os doentes com genótipo CC ou AC tratados com prasugrel podem ter níveis mais elevados de inibição da agregação plaquetária em comparação com os doentes com genótipo AA
Xiang et al. 2013	Voluntários de boa saúde	PEAR 1	rs41273 215	Os doentes com genótipo TT tratados com prasugrel podem ter níveis mais baixos de inibição da agregação plaquetária do que os doentes com genótipo CT ou CC.
Cuisset et al. 2012; Brandt et al. 2007	SCA tratada com ICP; indivíduos saudáveis	CYP2 C19	rs42442 85	Os doentes com genótipo GG tratados com prasugrel podem ter uma taxa mais baixa de reatividade plaquetária elevada durante o tratamento ao fim de 1 mês, em comparação com os doentes com genótipo GG. AG ou AA. No entanto, foram registados resultados contraditórios.

SCA: Síndrome Coronária Aguda; ICP: Intervenção Coronária Percutânea.

3.2. Inibidores diretos

3.2.1. Ticagrélor

3.2.1.1. Geral

O ticagrelor foi aprovado pela FDA em 2011 como o primeiro inibidor direto da classe P2Y12. A sua estrutura química, ciclopentiltriazolopirimidina (**figura 16**), confere-lhe propriedades farmacocinéticas e farmacodinâmicas distintas do clopidogrel e do prasugrel. Ao contrário do clopidogrel e do prasugrel, o ticagrelor actua como um antagonista do ADP da classe das ciclopentiltriazolopirimidinas.

Figura 16: Estrutura química do ticagrelor [125].

3.2.1.2. Farmacocinética e farmacodinâmica

O ticagrelor liga-se reversivelmente ao recetor P2Y12 e inibe a agregação plaquetária induzida pelo ADP. Tem um início de ação mais rápido e uma inibição plaquetária mais pronunciada do que o clopidogrel[126].

O ticagrelor é absorvido por via oral e não necessita de ativação metabólica para produzir o seu efeito clínico. Tem um metabolito ativo, presente no sangue a aproximadamente um terço da concentração do composto original, conforme determinado em ensaios de fase I. Após administração oral em voluntários saudáveis, o efeito máximo na inibição plaquetária foi medido entre 2 e 4 horas. O fármaco parece ter uma cinética linear e, após administração duas vezes por dia em doentes com doença aterosclerótica, verifica-se um aumento linear, dependente da dose, do ticagrelor e do seu metabolito ativo, sem diferenças relacionadas com a idade ou o sexo. A meia-vida terminal é de aproximadamente 7 horas[127].

3.2.1.3. Variabilidade na resposta ao ticagrelor

A resistência ao ticagrelor é menos comum que a RC, mas não é incomum. As flutuações nas taxas de resistência ao ticagrelor podem ser atribuídas a diferenças nos períodos de teste, métodos utilizados para definir a resistência, etnia da população e tamanho da amostra. A resistência ao ticagrelor é observada principalmente em doentes idosos com co-morbilidades como a diabetes e a obesidade[128].

No entanto, outros polimorfismos genéticos podem ter influência nas propriedades farmacodinâmicas ou farmacocinéticas deste medicamento. Em primeiro lugar, os polimorfismos genéticos no gene ABCB1 (MDR1) podem ser um fator crucial. Numerosos estudos observaram associações entre uma menor expressão da P-gp e os SNPs 3435C > T, 1236C > T, 2677G > T/A, bem como 3435C > T. No entanto, um ensaio clínico aleatório encontrou um resultado diferente, nomeadamente que os polimorfismos genéticos do gene ABCB1 não diferiram entre os doentes resistentes e sensíveis ao ticagrelor [129]. Em segundo lugar, o papel do microbioma intestinal tem sido um tema quente nos últimos anos, e os estudos destacaram a forma como o microbiota intestinal desempenha um papel importante na regulação da expressão da P-gp. A análise metagenómica destas comunidades microbianas centrais revelou uma correlação positiva entre ácidos gordos específicos de cadeia curta e a produção de ácidos biliares secundários, como o ácido litocólico, o ácido desoxicólico e o ácido ursodeoxicólico, com a expressão da P-gp[130]. Estes resultados sugerem que níveis elevados destes metabolitos do microbioma intestinal podem estar associados a um aumento da expressão da P-gp, que, por sua vez, medeia o transporte de efluxo do ticagrelor e conduz à resistência ao ticagrelor. Os resultados de um estudo de associação de todo o genoma revelaram que os loci SLCO1B1, CYP3A4 e UGT2B7 podem ser os mais importantes para o ticagrelor.As variantes rs62471956 e rs56324128 no gene CYP3A4 demonstraram influenciar o metabolismo do ticagrelor, resultando em concentrações mais elevadas do metabolito ativo. Além disso, uma variante rs113681054 no gene SLCO1B1 influenciou as concentrações de ticagrelor e do seu metabolito ativo, enquanto a variante rs61361928 no gene UGT2B7 foi associada a concentrações mais elevadas do metabolito ativo. Contudo, a maioria destes alelos era de frequência menor (<5%) e o seu impacto foi limitado. Resultados semelhantes foram reportados num estudo publicado por Li et al. Nenhum dos polimorfismos estudados (SLCO1B1 rs113681054, SLCO1B1*5, CYP3A4*1G e CYP3A5*3) teve qualquer efeito na farmacocinética ou farmacodinâmica do ticagrelor [131].

Embora ainda não existam provas suficientes para determinar se estes factores epigenéticos que afectam o P2Y12 têm um impacto direto nos efeitos antiplaquetários do ticagrelor, alguns estudos indicaram que existe uma associação entre miRNAs específicos e a reatividade plaquetária após o tratamento com ticagrelor. Em doentes tratados com terapêutica antiplaquetária dupla com ticagrelor e aspirina, alguns autores observaram que o aumento do miR-223 plasmático estava significativamente correlacionado com uma diminuição da reatividade plaquetária induzida pelo ADP. Para além disso, outros estudos verificaram que os níveis de expressão do miRNA 365-3p se correlacionavam com a HTPR após tratamento com ticagrelor. Estes resultados indicam a possibilidade de utilizar miRNAs específicos como biomarcadores de resistência ao ticagrelor no futuro[132]. Embora a incidência de resistência ao ticagrelor seja inferior à do clopidogrel, uma vez que a resistência ocorra, o tratamento será difícil devido à escassez de fármacos alternativos eficazes. Por conseguinte, a forma de detetar e tratar a resistência ao ticagrelor é um tópico importante que precisa de ser mais explorado. A resistência ao ticagrelor está atualmente a ser estudada (**figura 17**). A forma do ticagrelor pode ser um fator importante que influencia a absorção e a biodisponibilidade do ticagrelor. Assim, o aumento da biodisponibilidade através da alteração da forma do ticagrelor pode ser um meio possível de ultrapassar a resistência ao ticagrelor [133].

3.2.2. Cangrélor

O Cangrélor liga-se diretamente ao recetor P2Y12 e, por conseguinte, não necessita de bioactivação. Tem uma semi-vida plasmática curta de 3-5 minutos, uma vez que é rapidamente inactivado por desfosforilação pelas nucleotidases no sangue. A distribuição foi descrita por um modelo de dois compartimentos e a farmacocinética foi dependente da dose até à dose máxima testada de 4 µg/kg/min.O Cangrélor liga-se reversivelmente ao recetor P2Y12 e tem um início e fim de ação extremamente rápidos. Quando administrado em bólus intravenoso (15-30 µg/kg), seguido de uma perfusão contínua (2-4 µg/kg/min), obtém-se uma inibição plaquetária quase completa em menos de 2 minutos e a atividade plaquetária regressa à linha de base dentro de 60-90 minutos após o fim da perfusão[79].

O impacto dos polimorfismos genéticos das enzimas CYP na farmacocinética ou farmacodinâmica do cangrélor não foi estudado porque o seu metabolismo é independente das enzimas CYP[79].

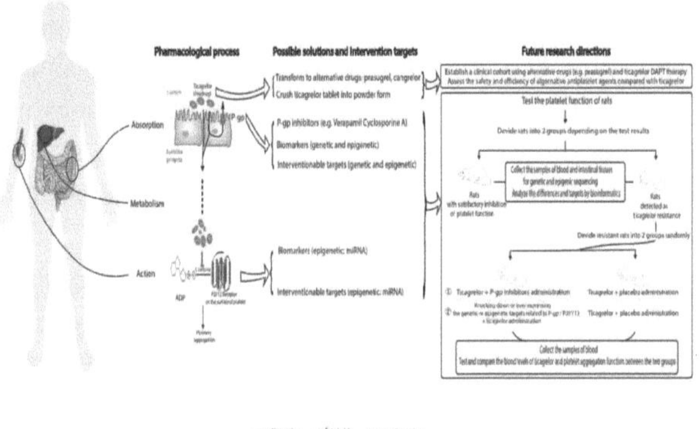

Figura 17: Possíveis alvos de intervenção e direcções futuras para a investigação da resistência ao ticagrelor [128].
P-gp: P-glicoproteína; miRNA: microRNA

4. OUTROS AGENTES ANTIPLAQUETÁRIOS

4.1. Inibidores da fosfodiesterase

4.1.1. Dipiridamol

Há mais de 50 anos, o dipiridamol (2,6-bis(dietanolamino)-4,8-dipiperidinopirimido[5,4-d]pirimidina) foi sintetizado e a sua utilização inicial centrou-se nas suas propriedades vasodilatadoras coronárias (**Figura 18**).

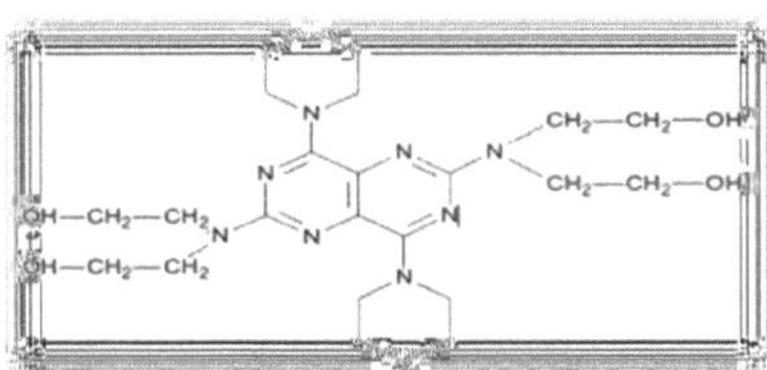

Figura 18: Estrutura química do dipiridamol [134].

Ao inibir a fosfodiesterase, o dipiridamol bloqueia a degradação do AMPc. O aumento dos níveis de AMPc reduz o cálcio intracelular e inibe a ativação das plaquetas. O dipiridamol também bloqueia a absorção de adenosina pelas plaquetas e outras células. Embora exista uma variação na resposta a este produto em termos de concentração plasmática, tanto quanto é do nosso conhecimento, não foram efectuados estudos de resistência com este medicamento[135].

4.1.2. Cilostazol

4.1.2.1. Molécula e estrutura

O Cilostazol é derivado da 2-oxo-quinolina (6-[4-(1-ciclohexil-1H-tetrazol-5-il)butoxi]-3,4-dihidro-2(1H)-quinolinona) (**figura 19**). Foi inicialmente aprovado no Japão e noutros países asiáticos em 1988 para o tratamento da claudicação intermitente [136].

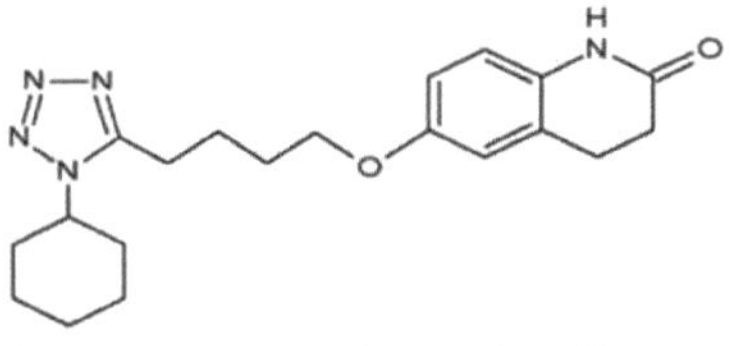

Figura 19: Estrutura química do cilostazol [136].

4.1.2.2. Mecanismo de ação

A farmacologia do cilostazol é multifacetada. Possui um amplo espetro de acções farmacológicas. O seu principal efeito é a inibição selectiva da fosfodiesterase (PDE) celular de tipo III, que existe principalmente nas células musculares lisas, nos miócitos, no tecido adiposo e nas células do aparelho digestivo. Por conseguinte, o cilostazol inibe reversivelmente a agregação plaquetária induzida por estímulos como a trombina, o ADP, o colagénio, o AA, a epinefrina e a tensão de cisalhamento[137].

4.1.2.3. Farmacocinética

O cilostazol é absorvido após administração oral, com concentrações plasmáticas máximas atingidas em 2 a 4 horas. A forma ativa do cilostazol é o 3,4-dehidro-cilostazol, que é 15 vezes mais potente do que o cilostazol e 3 vezes mais potente do que um inibidor da recaptação da adenosina. O cilostazol é metabolizado principalmente pelas enzimas CYP3A4, CYP2D6 e CYP2C19 do citocromo P450 no fígado, sendo os metabolitos largamente excretados na urina. O local farmacocinético do cilostazol varia entre indivíduos devido ao polimorfismo genético do citocromo P450. Após a administração, o cilostazol tem uma semi-vida biológica de aproximadamente 10 a 14 horas[137].

4.1.2.4. Indicações

As actividades farmacológicas do cilostazol incluem a atividade antiplaquetária, a atividade nas células endoteliais e a atividade vasodilatadora, a atividade antiproliferativa, a atividade neuroprotectora e a atividade lipídica. Foi demonstrado que o cilostazol e os seus metabolitos aumentam o AMPc intracelular através da inibição da hidrólise mediada pela PDE3 e, subsequentemente, a forma ativa da PKA é aumentada[138].

4.1.2.5. Variabilidade na resposta ao cilostazol

Os parâmetros farmacocinéticos do cilostazol mostraram uma variabilidade inter-individual considerável. Uma causa comum de variação individual na resposta ao medicamento pode ser o polimorfismo genético das enzimas do medicamento[139].

Embora a função enzimática do CYP3A5 se sobreponha por vezes à do CYP3A4 em termos de especificidade do substrato, o CYP3A4 e o CYP3A5 convertem o cilostazol em metabolitos diferentes, um metabolito intermédio quinona-hidroxilado (OPC-13326) e um metabolito intermédio hexanohidroxilado (OPC-13217), que são posteriormente metabolizados em desidrocilostazol (OPC-13015) e monohidroxilostazol (OPC-13213), respetivamente.O genótipo CYP3A5*3 é frequentemente observado nas populações japonesa e caucasiana. Os portadores homozigóticos dos genes CYP3A5*3 não têm atividade funcional do CYP3A5. Um estudo demonstrou que os portadores homozigóticos do gene CYP3A5*3 apresentavam rácios concentração/dose de OPC-13213 ligeiramente inferiores e níveis de concentração plasmática de OPC13015 para cilostazol significativamente superiores aos dos portadores *1, em doentes com enfarte cerebral[140].

No entanto, num estudo, os genótipos CYP2C19, mas não os genótipos CYP3A5, afectaram a farmacocinética dos metabolitos do cilostazol após uma única administração em voluntários saudáveis. Os autores levantaram a hipótese de que a ausência de efeito genético do polimorfismo do CYP2C19 na farmacocinética do cilostazol se deve à coadministração com inibidores do CYP2C19[141].

Outros estudos referiram que não foram observadas diferenças na AUC do cilostazol e na concentração dependente do tempo do OPC-13015 em indivíduos saudáveis após a coadministração de clopidogrel entre os grupos de genótipos CYP2C19, enquanto os genótipos CYP3A5 afectaram os parâmetros. Quando os inibidores do CYP2C19 são utilizados concomitantemente, o CYP3A5 pode desempenhar um papel mais crítico no metabolismo do cilostazol, resultando numa maior influência dos polimorfismos do CYP3A5 na farmacocinética do cilostazol. Outra razão pela qual os polimorfismos do CYP3A5 afectaram o metabolismo do cilostazol mais fortemente do que o CYP2C19 pode ser a maior afinidade enzimática do CYP3A5 em comparação com o CYP2C19 no metabolismo do cilostazol para OPC-13217 - um metabolito intermitente antes do OPC-13213, de acordo com um estudo in vitro[141].

4.2. Inibidores da glicoproteína IIb IIIa

4. 2.1. Visão geral dos inibidores da glicoproteína IIb IIIa

Os inibidores da GPIIb/IIIa inibem a interação dos resíduos de arginina, glicina e ácido aspártico na posição $\gamma400\text{-}411$ do fibrinogénio com o seu recetor plaquetário, GP IIb/IIIa, expresso nas plaquetas activadas. A agregação é assim inibida, qualquer que seja o ativador. Atualmente, estão disponíveis três compostos: abciximab, tirofiban e eptifibatide (**quadro X**).

Tabela X: Farmacologia dos inibidores da glicoproteína IIb/IIIa [142].

Caraterísticas		Inibidores da GPIIb/IIIa	
Nome genérico	Abciximab	Eptifibatide	Tirofiban
Descrição	Anticorpo monoclonal quimérico rato humanizado	Péptido hepta-cíclico	Não peptídeo
Via de administração	IV ou IC	IV	IV
Duração do efeito antiplaquetário	24-48 horas	4-6 horas	6-8 horas
Seletividade GPIIb/IIIa	Não	Sim	Sim
Meia-vida plasmática Plaquetas	10 a 30 minutos 4 horas	2-2,5 horas	2 horas
Eliminação	Sistema reticuloendotelial	Renal	Renal
Ajuste da dose	Insuficiência hepática Doentes idosos	A diálise é uma contraindicação para a utilização deste medicamento, sendo imperativo ajustar a dosagem em doentes com depuração da creatinina inferior a 50 ml/min.	Deve ter-se especial cuidado nos doentes submetidos a diálise e a dosagem deve ser ajustada nos doentes com uma depuração da creatinina inferior a 60 ml/min.
Indicações	Prevenção de complicações cardíacas isquémicas em doentes com SCA que são submetido a um PCI.	Pacientes com SCA sem elevação do segmento ST submetidos a ICP.	Pacientes com angina instável ou SCA sem supradesnivelamento do segmento ST submetidos a ICP.

IC: intracardíaco; IV: intravenoso; SCA: síndrome coronária aguda; ICP: intervenção coronária percutânea

4.2.2. Variabilidade na resposta aos inibidores da glicoproteína IIb IIIa

O recetor de fibrinogénio é a integrina mais abundante na superfície plaquetária e consiste em duas subunidades: a glicoproteína IIb (GPIIb, integrina αIIb) e a glicoproteína IIIa (GPIIIa, integrina β3). O sistema antigénico dialélico PlA1/A2 é um dos mais estudados devido ao seu envolvimento na aloimunidade e é objeto de controvérsia em relação à sua possível associação com doenças cardiovasculares e resistência aos agentes antiplaquetários. A presença de um resíduo de prolina na posição 33 da subunidade b3 do abciximab pode potencialmente ter um impacto na eficácia destes fármacos. Um estudo examinou a associação entre o polimorfismo da PLA1/PLA2 e a eficácia in vitro do abciximab em doentes submetidos a angioplastia coronária percutânea. Em comparação com os homozigotos PLA1/PLA1 (n=66), os heterozigotos PLA1/PLA2 (n=21) mostraram menor inibição da agregação plaquetária a o ADP na presença de abciximab, enquanto a afinidade da molécula pelo recetor não pareceu diferir[143].

Estes resultados são consistentes com outro estudo que investigou a eficácia do eptifibatide em 23 indivíduos portadores do polimorfismo PLA2 e 24 indivíduos portadores do polimorfismo PLA1/PLA1. Os resultados deste estudo mostraram que o eptifibatide foi menos eficaz na inibição da agregação plaquetária induzida por ADP e colagénio em portadores do polimorfismo PLA2. Clinicamente, a associação entre o polimorfismo PLA1/PLA2 e eventos cardiovasculares em doentes a receber tratamento anti-GPIIbIIIa foi estudada num subgrupo do estudo OPUS-TIMI-16, um ensaio de fase III que avaliou a eficácia de um antagonista oral da GPIIbIIIa (orbofibano)[144].

Dos 10.288 doentes com SCA, foi efectuada a genotipagem em 1.014 indivíduos. Em termos globais, o orbofibano não demonstrou uma redução dos eventos cardiovasculares em comparação com o placebo, mas sim um aumento do risco de enfarte do miocárdio em comparação com os portadores do polimorfismo PLA1/PLA1 (n = 491, RR = 4,27, p < 0,001). Além disso, enquanto o risco de hemorragia aumentou de forma dependente da dose nos portadores de PLA1/PLA1, os portadores de PLA2 não registaram um aumento do risco de hemorragia durante o tratamento. O aumento de eventos cardiovasculares em doentes tratados com orbofibano pode parecer paradoxal, mas alguns estudos revelaram um efeito pró-trombótico dos antagonistas da GPIIbIIIa, particularmente quando estes fármacos são administrados em doses sub-terapêuticas, induzindo uma ativação paradoxal das plaquetas e promovendo uma resposta inflamatória. É, portanto, concebível que o polimorfismo PLA1/PLA2 possa modular este efeito em determinadas circunstâncias[135].

4.3. Inibidores dos receptores activados por proteases

4.3.1. Molécula e estrutura

O vorapaxar é um inibidor de primeira classe do recetor ativado por protease1 (PAR1) desenvolvido pela Merck and Co para a prevenção secundária da trombose arterial (**Figura 20**).

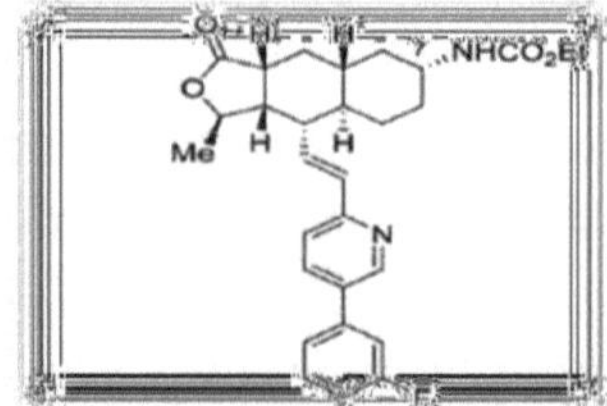

Figura 20: Estrutura química do vorapaxar [145].

4.3.2. Mecanismo de ação

O vorapaxar tem como alvo o PAR1, o local de ação da trombina. Como antagonista oral, o vorapaxar é potente, seletivo e competitivo contra o PAR1 plaquetário, o que lhe permite inibir a ação da trombina através da ativação reversível deste recetor. No entanto, devido à sua longa semi-vida (8 a 12 dias), o vorapaxar apresenta também caraterísticas de inibição irreversível do PAR1. Paralelamente, o atopaxar é outro antagonista potente e seletivo do PAR1, oferecendo uma opção alternativa para a modulação desta via de sinalização[31].

4.3.3. Farmacocinética

O vorapaxar é eliminado por metabolismo, principalmente catalisado pelas enzimas do citocromo P450, em particular CYP3A4 e CYP2J2. A principal via de eliminação é a fecal (58% da dose administrada), seguida da excreção urinária (25%). A farmacocinética do vorapaxar é dependente da dose e o estado estacionário é atingido no prazo de 21 dias após a administração diária, com uma acumulação de 5 a 6 vezes. O vorapaxar apresenta uma disposição multiexponencial, com uma semi-vida efectiva de 3 a 4 dias e uma semi-vida de eliminação terminal aparente de 8 dias. A biodisponibilidade absoluta média do vorapaxar é de 100%. A Cmax do vorapaxar é atingida 1 hora após a administração de uma dose única de 2,5 mg com o estômago vazio[146]. Comparado com o vorapaxar, o atopaxar tem um início de ação mais lento (3,5 h) e o seu efeito é mais rapidamente reversível (semi-vida de 23 h)[146].

4.3.4. Variabilidade na resposta aos inibidores dos receptores activados por proteases

A variação intrónica rs168753 está associada a uma redução dos receptores PAR-1 na superfície das plaquetas e à resposta à estimulação agonista; a variante de inserção/deleção rs11267092 foi avaliada quanto ao seu papel protetor no tromboembolismo venoso. No entanto, nenhuma destas variantes foi associada à eficácia clínica do antagonista PAR1 vorapaxar ou atopaxar[147].

No entanto, num estudo clínico de 660 pacientes com ICP, não houve evidência de aumento de MACEs ou risco de hemorragia correlacionado com o polimorfismo.A variação hereditária interindividual na reatividade plaquetária foi diretamente ligada ao PAR4. A variação hereditária interindividual na reatividade plaquetária foi diretamente relacionada com o PAR4. O RNA e a Expressão Plaquetária 1 (PRAX1) foi concebido para examinar mRNAs e microRNAs associados a esta diferença em 154 indivíduos saudáveis que se identificaram como negros ou brancos. Nesta população, Edelstein et al. mostraram que os indivíduos de raça negra tinham uma resposta plaquetária aumentada à estimulação do PAR4, uma maior expressão da proteína de transferência de fosfatidilcolina e níveis mais baixos de miR-376c. O inverso foi observado nos indivíduos de raça branca. Um estudo identificou dois polimorfismos adicionais que alteram os aminoácidos do PAR4 nas posições 120 (Ala/Thr) e 296 (Phe/Val). O polimorfismo na posição 120 é comum e está distribuído por raças. O PAR4-120A tem uma reatividade mais baixa e foi encontrado em 81% dos indivíduos brancos em comparação com 37% dos indivíduos negros. Em contrapartida, o PAR4-120T é hiper-reativo aos agonistas, resistente a um antagonista do PAR4 e está presente em 63% dos negros em comparação com 19% dos brancos[148].

5. A MODIFICAÇÃO DA TERAPIA ANTIPLAQUETÁRIA DE ACORDO COM OS RESULTADOS DE UM TESTE GENÉTICO ALTERA OS RESULTADOS?

A utilidade clínica dos testes farmacogenéticos pode ser estabelecida se os dados prospectivos demonstrarem que a modificação da terapêutica antiplaquetária com base nos testes farmacogenéticos pode levar a uma alteração dos resultados clínicos. Vários estudos prospectivos e grandes meta-análises apoiam principalmente a utilização de testes farmacogenéticos CYP2C19 na prática clínica. Um estudo prospetivo de 1815 doentes com doença arterial coronária estável ou SCA após ICP, em que os resultados da genotipagem estavam disponíveis e a decisão de escolher um inibidor P2Y12 foi deixada ao critério do médico, demonstrou que os doentes com alelos LOF do CYP2C19 que receberam ticagrelor ou prasugrel em vez de clopidogrel tiveram uma redução significativa de MACEs. Este estudo demonstrou o efeito benéfico da disponibilização dos resultados dos testes farmacogenéticos do CYP2C19 ao médico sobre os resultados clínicos reais [149]. Uma meta-análise recente que incluiu 15 949 doentes (77% ICP, 98% SCA) de 7 ensaios clínicos aleatorizados relatou que o tratamento com prasugrel ou ticagrelor reduziu os eventos isquémicos major em comparação com o clopidogrel nos portadores de CYP2C19 LOF, enquanto que não se observou qualquer diferença nos não portadores. Os resultados mostraram uma interação marcada entre o genótipo e o tratamento (p = 0,013), levando à conclusão de que o benefício do prasugrel ou do ticagrelor em comparação com o clopidogrel se deveu principalmente ao estado do genótipo CYP2C19[150]. Por conseguinte, este estudo lança as bases para um teste farmacogenético do CYP2C19 para identificar e tratar os portadores de LOF com ticagrelor ou prasugrel e os não portadores com clopidogrel (**figura 21**). Além disso, uma outra meta-análise que envolveu 20.743 doentes, incluindo 11 ensaios clínicos aleatorizados e 3 estudos observacionais, demonstrou que a seleção guiada da terapêutica antiplaquetária utilizando o teste genético CYP2C19 e testes de função plaquetária melhorou significativamente a frequência de MACEs e reduziu os resultados isquémicos individuais, com uma redução significativa das hemorragias menores.

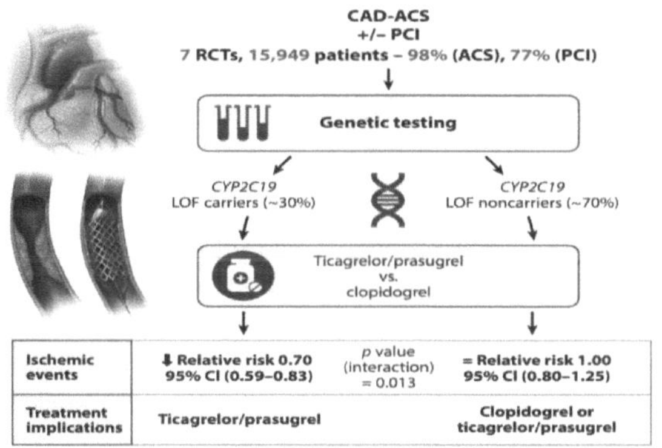

Figura 21: Proposta de algoritmo que utiliza o teste farmacogenético CYP2C19 para individualizar o tratamento com inibidores orais do P2Y12 em doentes com doença arterial coronária [149].

SCA: Síndrome coronária aguda; DAC: Doença arterial coronária; IC: Intervalo de confiança; LOF: Perda de função; ICP: Intervenção coronária percutânea; ECR: Ensaio clínico aleatório.

CONCLUSÃO

As terapias antiplaquetárias continuam a ser uma ferramenta essencial para reduzir o risco de desenvolvimento de doença aterotrombótica clinicamente aparente e são um pilar da terapia para doentes que sofrem de doença cardiovascular, doença cerebrovascular e doença arterial periférica. As estratégias para intensificar a terapêutica antiplaquetária têm de ser complementadas por abordagens que visem a trombose, preservando simultaneamente a hemostase. Várias novas terapêuticas antiplaquetárias em desenvolvimento visam uma vasta gama de receptores e vias de sinalização que ainda não foram explorados e oferecem um enorme potencial para melhorar os resultados dos doentes, mantendo a eficácia antiplaquetária e preservando a hemostase. Nos últimos anos, as melhorias na prática médica e o desenvolvimento da avaliação da resposta antiplaquetária permitiram definir melhor as opções terapêuticas no caso de um doente "resistente" aos antiplaquetários, nomeadamente em resposta ao clopidogrel. A farmacogenética é cada vez mais reconhecida como um elemento-chave na prescrição de produtos farmacêuticos, à medida que mais dados se tornam disponíveis. Isto deve-se a factores como a disponibilidade crescente de análises genéticas e a diminuição dos custos. Este facto estimulou o desenvolvimento de programas farmacogenéticos em centros clínicos, numa tentativa de integrar a farmacogenética a nível clínico. Quando utilizados para este fim, os resultados dos testes genéticos podem ser utilizados para identificar a classe de medicamentos ideal para cada doente. No caso dos fármacos antiplaquetários, devido à falta de dados controlados e aleatórios para apoiar a realização de testes genéticos de rotina, as diretrizes da AHA/ACC sobre a duração dos agentes antiplaquetários recomendaram que não se realizassem testes de rotina. Do mesmo modo, embora o CPIC ou a FDA não aconselhem especificamente a realização de testes genéticos de rotina, é aconselhável selecionar o agente antiplaquetário ideal para o doente, se a informação farmacogenética estiver disponível. Isto é particularmente verdade no caso dos alelos CYP2C19 com perda de função, em que são utilizados antagonistas P2Y12 do clopidogrel (como o prasugrel ou o ticagrelor). Esta abordagem da farmacogenética tem sido útil para classes de medicamentos cujo mecanismo de ação tradicional é bem compreendido. Embora esta abordagem tenha sido muito bem sucedida na determinação da prevalência de variantes não funcionais e de função aumentada nestes genes, é bastante lenta e envolve a análise de genes que têm um impacto claro no medicamento ou no seu metabolismo. Os estudos de associação de todo o genoma têm sido utilizados a nível populacional noutras especialidades para avaliar com êxito as variantes genotípicas que podem prever a resposta ao tratamento. Isto permite um rastreio mais alargado de variantes genotípicas associadas a variações nas concentrações plasmáticas dos medicamentos, por exemplo.

REFERÊNCIAS

1. Kang J, Park KW, Lee H, Hwang D, Yang HM, Rha SW, et al. Aspirina versus clopidogrel para monoterapia de manutenção a longo prazo após intervenção coronária percutânea: The HOST-EXAM extended study. Circulation. 2023;147:108-17.

2. Pultar J, Wadowski PP, Panzer S, Gremmel T. Oral antiplatelet agents in cardiovascular disease. Vasa. 2019;48:291-302.

3. Chang WC, Tanoshima R, Ross CJD, Carleton BC. Challenges and opportunities in implementing pharmacogenetic testing in clinical settings (Desafios e oportunidades na implementação de testes farmacogenéticos em contextos clínicos). Annu Rev Pharmacol Toxicol. 2021;61:65-84.

4. Koo SH, Lee EJ. Pharmacogenetics approach to therapeutics. Clin Exp Pharmacol Physiol. 2006;33:525-32.

5. Bourel M, Ardaillou R. Pharmacogenetics and pharmacogenomics. Bull Acad Natl Med. 2006;190:9-23.

6. Charlab R, Zhang L. Farmacogenómica: perspetiva histórica e situação atual. Methods Mol Biol. 2013;1015:3-22.

7. Van Driest SL, Cascorbi I. Progress and challenges in pharmacogenomics. Clin Pharmacol Ther. 2021;110:529-32.

8. Osanlou O, Pirmohamed M, Daly AK. Pharmacogenetics of adverse drug reactions (Farmacogenética das reacções adversas a medicamentos). Adv Pharmacol. 2018;83:155-90.

9. Daali Y. Medicina personalizada: Pharmacokinetics. J Pers Med. 2022;12:1660.

10. Ahmed S, Zhou Z, Zhou J, Chen SQ. Farmacogenómica de enzimas metabolizadoras de drogas e transportadores: relevância para a medicina de precisão. Genómica Proteómica Bioinformática. 2016;14:298-313.

11. Jukic MM, Lauschke VM, Saito T, Hiratsuka M, Ingelman-Sundberg M. Caracterização funcional das variantes do gene CYP2D7 variantes do gene. Farmacogenómica. 2018;19:931-6.

12. Taylor C, Crosby I, Yip V, Maguire P, Pirmohamed M, Turner RM. A review of the important role of CYP2D6 in pharmacogenomics. Genes (Basileia). 2020;11:1295.

13. **Richards-Belle A, Austin-Zimmerman I, Wang B, Zartaloudi E, Cotic M, Gracie C, et al.** Associações de antidepressivos e antipsicóticos com parâmetros lipídicos: Será que os genes CYP2C19/CYP2D6 desempenham um papel? Um estudo de base populacional no Reino Unido. J Psychopharmacol. 2023;37:396-407.

14. **Dorji PW, Wangchuk S, Boonprasert K, Tarasuk M, Na-Bangchang K.** Polimorfismos farmacogenéticos relevantes do CYP2C9, CYP2C19, CYP2D6 e CYP3A5 na população butanesa. Drug Metab Pers Ther. 2019;34(4):1-14.

15. **Miteva-Marcheva NN, Ivanov HY, Dimitrov DK, Stoyanova VK.** Aplicação da farmacogenética em oncologia. Biomark Res. 2020;8:32.

16. **Carranza-Leon D, Dickson AL, Gaedigk A, Stein CM, Chung CP.** Genótipo CYP2D6 e efeito analgésico reduzido da codeína na prática clínica do mundo real. Pharmacogenomics J. 2021;21:484-90.

17. **Dietz N, Ruff C, Giugliano RP, Mercuri MF, Antman EM.** Avaliações de algoritmos de dosagem de varfarina clínicos e guiados por farmacogenética com resultados de hemorragia estratificados por subgrupos genéticos e de covariáveis. Int J Cardiol. 2020;317:159-66.

18. **Firasat S, Raza A, Khan AR, Abid A.** The prevalence of pharmacogenetic variants of vitamin K epoxide reductase complex subunit 1 gene (rs9923231), cytochrome P450 family 2 subfamily C member 9 gene (rs1799853) and cytochrome P450 family 3 subfamily-A member-5 gene (rs776746) among 13 ethnic groups of Pakistan. Mol Biol Rep. 2023;50:4017-27.

19. **Magavern EF, van Heel DA, Smedley D, Caulfield MJ.** Os alelos de perda de função do CYP2C19 não estão associados a uma maior prevalência de hemorragias gastrointestinais nas pessoas a quem foram prescritos antidepressivos: Analysis in a British-South Asian cohort. Br J Clin Pharmacol. 2023;doi: 10.1111/bcp.15762 In press.

20. **Scheibner A, Remmel R, Schladt D, Oetting WS, Guan W, Wu B, et al.** Eliminação do tacrolimus em quatro doentes com uma combinação de genótipos CYP3A5*3/*3 CYP3A4*22/*22. Pharmacotherapy. 2018;38:e46-52.

21. **Tillman E, Nikirk MG, Chen J, Skaar TC, Shugg T, Maddatu JP, et al.** Implementação da genotipagem clínica do citocromo P450 3A para a dosagem de tacrolimus num grande programa de transplante renal. J Clin Pharmacol. 2023;doi: 10.1002/jcph.2249 No prelo.

22. **Lefèvre F, Boutry M.** Para a identificação dos substratos dos transportadores de cassetes de ligação a ATP. Plant Physiol. 2018;178:18-39.

23. **Campion DP, Dowell FJ.** Traduzindo farmacogenética e farmacogenômica para a clínica: progresso na medicina humana e veterinária. Front Vet Sci. 2019;6:22.

24. **van Heteren DM, Lijfering WM, van der Meer FJM, Reitsma PH, Swen JJ, Bos MH, et al.** Association of VKORC1 polymorphisms and major bleedings in patients who are treated with vitamin K antagonists. J Intern Med. 2023;293:124-7.

25. **Sadee W, Wang D, Hartmann K, Toland AE.** Farmacogenómica: impulsionar a medicina personalizada. Pharmacol Rev. 2023;75:789-814.

26. **Haidar CE, Crews KR, Hoffman JM, Relling MV, Caudle KE.** Avanço da farmacogenómica, do gene único ao teste preventivo. Annu Rev Genomics Hum Genet. 2022;23:449-73.

27. **Nicholson WT, Formea CM, Matey ET, Wright JA, Giri J, Moyer AM.** Considerações ao aplicar a farmacogenômica à sua prática. Mayo Clin Proc. 2021;96:218-30.

28. **Ho TT, Gift M, Alexander E.** Prioritizing pharmacogenomics implementation initiates: a survey of healthcare professionals. Per Med. 2022;19:15-23.

29. **Rezabakhsh A, Mahmoodpoor A, Soleimanpour H.** Perspetiva histórica da aspirina: Uma viagem da descoberta à prática clínica História antiga e moderna. J Cardiovasc Thorac Res. 2021;13:179-80.

30. **Murtaza G, Karim S, Najam-ul-Haq M, Ahmad M, Ismail T, Khan SA, et al.** Análise da interação da aspirina com aminoácidos selectivos. Ata Pol Pharm. 2014;71:139-43.

31. **Kolandaivelu K, Bhatt DL.** Novas terapias antiplaquetárias. In: Michelson AD, editor. Platelets. 4th edition. Amsterdam: Elsevier; 2019.p.991 1015.

32. **Atallah A, Lecarpentier E, Goffinet F, Gaucherand P, Doret-Dion M, Tsatsaris V.** Aspirin and preeclampsia. Presse Med. 2019;48(1 Pt 1):34-45.

33. **Patrono C.** Aspirina. In: Michelson AD, editor. Platelets. 4th edition. Amesterdão: Elsevier; 2019.p.921-36.

34. **Tanasescu S, Lévesque H, Thuillez C.** Pharmacology of aspirin. Rev Med Interne. 2000;21 Suppl 1:18s-26s.

35. **Russo NW, Petrucci G, Rocca B.** Aspirina, acidente vascular cerebral e interações medicamentosas. Vascul Pharmacol. 2016;87:14-22.

36. **Marquis-Gravel G, Roe MT, Harrington RA, Muñoz D, Hernandez AF, Jones WS.** Revisiting the role of aspirin for the primary prevention of cardiovascular disease. Circulation. 2019;140:1115-24.

37. **Dimmitt SB, Floyd CN, Ferner RE.** Dose antitrombótica: Algumas observações de ensaios clínicos publicados. Br J Clin Pharmacol. 2019;85:2194-7.

38. **Kalra K, Franzese CJ, Gesheff MG, Lev EI, Pandya S, Bliden KP, et al.** Farmacologia dos agentes antiplaquetários. Curr Atheroscler Rep. 2013;15:371.

39. **Cai G, Zhou W, Lu Y, Chen P, Lu Z, Fu Y.** Resistência à aspirina e outras preocupações relacionadas à aspirina. Neurol Sci. 2016;37:181-9.

40. **Van Oosterom N, Barras M, Cottrell N, Bird R.** Platelet function assays for the diagnosis of aspirin resistance. Platelets. 2022;33:329-38.

41. **Le Quellec S, Bordet JC, Negrier C, Dargaud Y.** Comparação dos testes funcionais plaquetários actuais para a avaliação da resposta à aspirina e ao clopidogrel. Uma revisão da literatura. Thromb Haemost. 2016;116:638-50.

42. **Ferreira M, Freitas-Silva M, Assis J, Pinto R, Nunes JP, Medeiros R.** O fenómeno emergente da resistência à aspirina: perspectivas a partir de estudos de associação genética. Farmacogenómica. 2020;21:125-40.

43. **O'connor CT, Kiernan TJ, Yan BP.** The genetic basis of antiplatelet and anticoagulant therapy: A pharmacogenetic review of newer antiplatelets (clopidogrel, prasugrel and ticagrelor) and anticoagulants (dabigatran, rivaroxaban, apixaban and edoxaban). Expert Opin Drug Metab Toxicol. 2017;13:725-39.

44. **Halushka MK, Walker LP, Halushka PV.** Genetic variation in cyclooxygenase 1: effects on response to aspirin. Clin Pharmacol Ther. 2003;73:122-30.

45. **Lepäntalo A, Mikkelsson J, Reséndiz JC, Viiri L, Backman JT, Kankuri E, et al.** Polimorfismos da COX-1 e GPVI associados ao efeito antiplaquetário da aspirina em doentes com doença arterial coronária. Thromb Haemost. 2006;95:253-9.

46. **Maree AO, Curtin RJ, Chubb A, Dolan C, Cox D, O'Brien J, et al.** Cyclooxygenase-1 haplotype modulates platelet response to aspirin. J Thromb Haemost. 2005;3:2340-5.

47. **Würtz M, Kristensen SD, Hvas AM, Grove EL.** Pharmacogenetics of the antiplatelet effect of aspirin (Farmacogenética do efeito antiplaquetário da aspirina). Curr Pharm Des. 2012;18:5294-308.

48. **Kirac D, Yaman AE, Doran T, Mihmanli M, Keles EC.** As variações de COX-1, COX-2 e CYP2C19 podem estar relacionadas a eventos cardiovasculares devido à resistência ao ácido acetilsalicílico. Mol Biol Rep. 2022;49:3007-14.

49. **Chakroun T, Addad F, Yacoub S, Abderrezak F, Gerotziafas GT, Abdelkafi S, et al.** O polimorfismo C50T da ciclo-oxigenase-1 não está associado ao estado de resposta à aspirina na doença arterial coronária estável em doentes tunisinos. Genet Test Mol Biomarkers. 2011;15:513-6.

50. **Wang H, Sun X, Dong W, Cai X, Zhou Y, Zhang Y, et al.** Associação do polimorfismo dos genes GPIa e COX-2 com a resistência à aspirina. J Clin Lab Anal. 2018;32:e22331.

51. **Sharma V, Kaul S, Al-Hazzani A, Alshatwi AA, Jyothy A, Munshi A.** Association of COX-2 rs20417 with aspirin resistance. J Thromb Thrombolysis. 2013;35:95-9.

52. **Cipollone F, Toniato E, Martinotti S, Fazia M, Iezzi A, Cuccurullo C, et al.** A polymorphism in the cyclooxygenase 2 gene as an inherited protective fator against myocardial infarction and stroke. JAMA. 2004;291:2221-8.

53. **Szczeklik A, Undas A, Sanak M, Frolow M, Wegrzyn W.** Relationship between bleeding time, aspirin and the PlA1/A2 polymorphism of platelet glycoprotein IIIa. Br J Haematol. 2000;110:965-7.

54. **Wang J, Liu J, Zhou Y, Wang F, Xu K, Kong D, et al.** Associação entre o polimorfismo do gene PlA1/A2, resistência laboratorial à aspirina e resultados clínicos em doentes com doença arterial coronária: Uma meta-análise actualizada. Sci Rep. 2019;9:13177.

55. **Silva GF da, Lopes BM, Moser V, Ferreira LE.** Impacto da farmacogenética na resistência à aspirina: uma revisão sistemática. Arq Neuropsiquiatr. 2023;81:62-73.

56. **Zhao Y, Yang S, Wu M.** Mechanism of improving aspirin resistance: blood-activating herbs combined with aspirin in treating atherosclerotic cardiovascular diseases. Front Pharmacol. 2021;12:794417.

57. **Paseban M, Marjaneh RM, Banach M, Riahi MM, Bo S, Sahebkar A.** Modulation of microRNAs by aspirin in cardiovascular disease. Tendências Cardiovasc Med. 2020;30:249-54.

58. **Goodman T, Sharma P, Ferro A.** A genética da resistência à aspirina. Int J Clin Pract. 2007;61:826-34.

59. **Jefferson BK, Foster JH, McCarthy JJ, Ginsburg G, Parker A, Kottke-Marchant K, et al.** Resistência à aspirina e um único gene. Am J Cardiol. 2005;95:805-8.

60. **Zhang S, Zhu J, Li H, Wang L, Niu J, Zhu B, et al.** Estudo da associação dos polimorfismos PEAR1, P2Y12 e UGT2A1 com a reatividade plaquetária em resposta à terapia antiplaquetária dupla em doentes chineses. Cardiology. 2018;140:21-9.

61. **Zhao J, Chen F, Lu L, Tang H, Yang R, Wang Y, et al.** Efeito dos polimorfismos genéticos 106PEAR1 e 168PTGS1 no AVC isquémico recorrente em doentes chineses. Medicina (Baltimore). 2019;98:e16457.

62. **Peng LL, Zhao YQ, Zhou ZY, Jin J, Zhao M, Chen XM, et al.** Associações dos polimorfismos genéticos MDR1, TBXA2R, PLA2G7 e PEAR1 com a atividade plaquetária em doentes chineses com AVC isquémico que recebem terapia com aspirina. Ata Pharmacol Sin. 2016;37:1442-8.

63. **Du G, Lin Q, Wang J.** Uma breve revisão sobre os mecanismos de resistência à aspirina. Int J Cardiol. 2016;220:21-6.

64. **Xu K, Ye S, Zhang S, Yang M, Zhu T, Kong D, et al.** Impacto dos genótipos do recetor-1 da agregação endotelial plaquetária na reatividade plaquetária e nos resultados cardiovasculares precoces em doentes submetidos a intervenção coronária percutânea e tratados com aspirina e clopidogrel. Circ Cardiovasc Interv. 2019;12:e007019.

65. **Xue M, Yang X, Yang L, Kou N, Miao Y, Wang M, et al.** O polimorfismo genético rs5911 e rs3842788, a síndrome de estase sanguínea e os níveis plasmáticos de TXB2 e hs-CRP estão associados à resistência à aspirina em doentes chineses com angina crónica estável. Evid Based Complement Alternat Med. 2017;2017:9037094.

66. **Yi X, Cheng W, Lin J, Zhou Q, Wang C.** Interação entre as variantes COX-1 e COX-2 associadas à resistência à aspirina em doentes chineses com AVC. J Stroke Cerebrovasc Dis. 2016;25:2136-44.

67. **Abderrazek F, Chakroun T, Addad F, Dridi Z, Gerotziafas G, Gamra H, et al.** O polimorfismo GPIIIa PlA e a hiperatividade plaquetária em doentes tunisinos com doença arterial coronária estável tratados com aspirina. Thromb Res. 2010;125:e265-8.

68. **Singh S, de Ronde MWJ, Creemers EE, Van der Made I, Meijering R,**

Chan MY, et al. A baixa expressão de miR-19b-1-5p está relacionada com a resistência à aspirina e com os principais eventos cardio-cerebrovasculares adversos em doentes com síndrome coronária aguda. J Am Heart Assoc. 2021;10:e017120.

69. **Jing Y, Yue X, Yang S, Li S.** Associação da resistência à aspirina com o aumento da mortalidade no acidente vascular cerebral isquémico. J Nutr Health Aging. 2019;23:266-70.

70. **Wiśniewski A.** Antecedentes multifactoriais para uma baixa resposta biológica aos agentes antiplaquetários utilizados na prevenção do AVC. Medicina (Kaunas). 2021;57:59.

71. **Khan H, Kanny O, Syed MH, Qadura M.** Resistência à aspirina na doença vascular: uma revisão destacando a necessidade crítica de melhores testes no local de atendimento e terapia personalizada. Int J Mol Sci. 2022;23:11317.

72. **Wang Y, Pan Y, Li H, Amarenco P, Denison H, Evans SR, et al.** Eficácia e segurança do ticagrelor e da aspirina em doentes com AVC isquémico moderado: uma análise exploratória do ensaio clínico aleatório THALES. JAMA Neurol. 2021;78:1091-8.

73. **Bergmark BA, Bhatt DL, Steg PG, Budaj A, Storey RF, Gurmu Y, et al.** Ticagrelor a longo prazo em pacientes com stent coronário prévio no estudo PEGASUS-TIMI 54. J Am Heart Assoc. 2021;10:e020446.

74. **Cattaneo M.** Antagonistas P2Y12. In: Michelson AD, editor. Platelets. 4th edição. Amsterdam: Elsevier; 2019.p.937-56.

75. **Aoki M, Naya M, Arima S, Shinohara K, Kato M, Shibuya K, et al.** A mistura de bissulfato de clopidogrel e comprimidos de óxido de magnésio reduz a dose de clopidogrel administrada através de um tubo de alimentação. J Pharm Health Care Sci. 2021;7:18.

76. **Becker DE.** Antithrombotic drugs: pharmacology and implications for dental practice. Anesth Prog. 2013;60:72-80.

77. **Gaussem P, Ajzenberg N.** Terapias antiplaquetárias. EMC - AKOS (Traité de Médecine) 2014:1-9 [Artigo 4-0200].

78. **Angiolillo DJ, Fernandez-Ortiz A, Bernardo E, Alfonso F, Macaya C, Bass TA, et al.** Variability in individual responsiveness to clopidogrel: clinical implications, management, and future perspectives. J Am Coll Cardiol. 2007;49:1505-16.

79. **Schilling U, Dingemanse J, Ufer M.** Pharmacokinetics and

pharmacodynamics of approved and investigational P2Y12 recetor antagonists. Clin Pharmacokinet. 2020;59:545-66.

80. **Perera KS, Pearce LA, Sharma M, Benavente O, Connolly SJ, Hart RG, et al.** Preditores de mortalidade em doentes com fibrilhação auricular (do ensaio de fibrilhação auricular com clopidogrel e irbesartan para prevenção de eventos vasculares [ACTIVE A]). Am J Cardiol. 2018;121:584-9.

81. **Guirgis M, Thompson P, Jansen S.** Revisão da resistência à aspirina e ao clopidogrel na doença arterial periférica. J Vasc Surg. 2017;66:1576-86.

82. **Gupta R, Kirtane AJ, Liu Y, Crowley A, Witzenbichler B, Rinaldi MJ, et al.** Impacto do tabagismo na reatividade plaquetária e nos resultados clínicos após intervenção coronária percutânea: resultados do estudo ADAPT-DES. Circ Cardiovasc Interv. 2019;12:e007982.

83. Amin **AM, Sheau Chin L, Azri Mohamed Noor D, Sk Abdul Kader MA, Kah Hay Y, Ibrahim B.** A personalização da terapêutica antiplaquetária com clopidogrel: o papel da farmacogenética integrativa e da farmacometabolómica. Cardiol Res Pract. 2017;2017:8062796.

84. **Biswas M, Rahaman S, Biswas TK, Ibrahim B.** Efeitos do polimorfismo de nucleótido único ABCB1 C3435T nos principais eventos cardiovasculares adversos em doentes com síndrome coronária aguda ou doença arterial coronária submetidos a intervenção coronária percutânea e tratados com clopidogrel: A systematic review and meta-analysis. Expert Opin Drug Saf. 2020;19:1605-16.

85. **Su J, Yu Q, Zhu H, Li X, Cui H, Du W, et al.** O risco de resistência ao clopidogrel está associado a polimorfismos ABCB1 mas não à metilação do promotor numa população chinesa Han. PLoS One. 2017;12:e0174511.

86. **Li XQ, Ma N, Li XG, Wang B, Sun SS, Gao F, et al.** Associação de PON1, P2Y12 e COX1 com eventos isquémicos recorrentes em doentes com stenting extracraniano ou intracraniano. PLoS One. 2016;11:e0148891.

87. **Zhai Y, He H, Ma X, Xie J, Meng T, Dong Y, et al.** Meta-análise dos efeitos dos polimorfismos ABCB1 na resposta ao clopidogrel em doentes com doença arterial coronária. Eur J Clin Pharmacol. 2017;73:843-54.

88. **Pan Y, Elm JJ, Li H, Easton JD, Wang Y, Farrant M, et al.** Outcomes Associated with clopidogrel-aspirin use in minor stroke or transient ischemic attack: a pooled analysis of clopidogrel in high-risk patients with acute non-disabling cerebrovascular events (CHANCE) and platelet-oriented inhibition in new TIA and minor ischemic stroke (POINT) trials. JAMA Neurol. 2019;76:1466-73.

89. **Zhang XG, Zhu XQ, Xue J, Li ZZ, Jiang HY, Hu L, et al.** Terapia antiplaquetária personalizada baseada na farmacogenómica no acidente vascular cerebral isquémico agudo menor e no ataque isquémico transitório: protocolo de estudo para um ensaio controlado aleatório. BMJ Open. 2019;9:e028595.

90. **Tanaka K, Matsumoto S, Ainiding G, Nakahara I, Nishi H, Hashimoto T, et al.** A PON1 Q192R está associada a uma elevada reatividade plaquetária com clopidogrel em doentes submetidos a neurointervenção electiva: Um estudo de coorte prospetivo num único centro. PLoS One. 2021;16:e0254067.

91. **Zhang YJ, Li MP, Tang J, Chen XP.** Respostas farmacocinéticas e farmacodinâmicas ao clopidogrel: evidências e perspectivas. Int J Environ Res Public Health. 2017;14:301.

92. **Pereira NL, Rihal CS, So DY, Rosenberg Y, Lennon RJ, Mathew V, et al.** Clopidogrel pharmacogenetics. Circ Cardiovasc Interv. 2019;12:e007811.

93. **Velazquez MN, Parween S, Udhane SS, Pandey AV.** Variabilidade nas actividades do citocromo P450 CYP2C9, CYP2C19 e CYP3A5 no metabolismo de drogas humanas causada por variações genéticas na citocromo P450 oxidoredutase. Biochem Biophys Res Commun. 2019;515:133-8.

94. Akkaif **MA, Daud NA, Sha'aban A, Ng ML, Abdul Kader MA, Noor DA, et al.** O papel do polimorfismo genético e de outros factores na resistência ao clopidogrel (CR) numa população asiática com doença coronária (CHD). Molecules. 2021;26:1987.

95. **Thomas CD, Williams AK, Lee CR, Cavallari LH.** Farmacogenética dos inibidores dos receptores P2Y12. Pharmacotherapy. 2023;43:158-75.

96. **Chouchene S, Dabboubi R, Raddaoui H, Abroug H, Hamda KB, Fredj SH, et al.** Utilização de clopidogrel em doentes com doença arterial coronária e diabetes mellitus: devemos determinar o genótipo CYP2C192? Eur J Clin Pharmacol. 2018;74:1567-74.

97. **Song BL, Wan M, Tang D, Sun C, Zhu YB, Linda N, et al.** Effects of CYP2C19 genetic polymorphisms on the pharmacokinetic and pharmacodynamic properties of clopidogrel and its active metabolite in healthy Chinese subjects. Clin Ther. 2018;40:1170-8.

98. **Li X, Wang Z, Wang Q, Xu Q, Lv Q.** Variantes genéticas associadas ao clopidogrel na inibição da atividade plaquetária e no resultado clínico de doentes com síndrome coronário agudo. Basic Clin Pharmacol Toxicol. 2019;124:84-93.

99. **Angulo-Aguado M, Panche K, Tamayo-Agudelo CA, Ruiz-Torres DA, Sambracos-Parrado S, Niño-Orrego MJ, et al.** A pharmacogenetic study of

CYP2C19 in acute coronary syndrome patients of Colombian origin reveals new polymorphisms potentially related to clopidogrel therapy. J Pers Med. 2021;11:400.

100. Aga QA, Hasan MK, Nassir KF, Aga LA, Al-Jaidi BA, Aldhoun M, et al. Prevalência e tipos de polimorfismos genéticos do CYP2C19 e seus efeitos na inibição da agregação plaquetária pelo clopidogrel. Eur Rev Med Pharmacol Sci. 2020;24:11286-94.

101. Yang Y, Zhang W, Li P, Gu Y, Ma L, Fan M. Associação do CYP2C19 2 e elevada reatividade plaquetária durante o tratamento em doentes com enfarte agudo do miocárdio ou reestenose intra-stent da artéria coronária durante a terapêutica antiplaquetária dupla. Med Drug Discov. 2020;6:100038.

102. Su Q, Li J, Tang Z, Yang S, Xing G, Liu T, et al. Associação do polimorfismo CYP2C19 com a resistência ao clopidogrel em doentes com síndrome coronário agudo na China. Med Sci Monit. 2019;25:7138-48.

103. Mirzaev KB, Samsonova KI, Potapov PP, Andreev DA, Grishina EA, Ryzhikova KA, et al. Genotipagem e fenotipagem CYP3A4\CYP3A5: nenhuma associação com o efeito antiplaquetário do clopidogrel. Mol Biol Rep. 2019;46:4195-9.

104. Saiz-Rodríguez M, Belmonte C, Caniego JL, Koller D, Zubiaur P, Bárcena E, et al. Influência dos polimorfismos das enzimas CYP450, CES1, PON1, ABCB1 e P2RY12 na resposta ao clopidogrel em pacientes submetidos a uma neurointervenção percutânea. Clin Ther. 2019;41:1199-212.

105. Laizure SC, Hu ZY, Potter PM, Parker RB. A inibição da carboxilesterase-1 altera o metabolismo e a disposição do clopidogrel. Xenobiotica. 2020;50:245-51.

106. Neuvonen M, Tarkiainen EK, Tornio A, Hirvensalo P, Tapaninen T, Paile-Hyvärinen M, et al. Efeitos de variantes genéticas na carboxilesterase 1, a farmacocinética do clopidogrel e os efeitos antiplaquetários. Basic Clin Pharmacol Toxicol. 2018;122:341-5.

107. Mirzaev KB, Osipova DV, Kitaeva EJ, Shprakh VV, Abdullaev SP, Andreev DA, et al. Effects of the rs2244613 polymorphism of the CES1 gene on the antiplatelet effect of the recetor P2Y12 blocker clopidogrel. Drug Metab Pers Ther. 2019;34(3):20180039.

108. Mansour A, Bachelot-Loza C, Nesseler N, Gaussem P, Gouin-Thibault I. Inibição de P2Y12 para além da trombose: efeitos na inflamação. Int J Mol Sci. 2020;21:E1391.

109. **Kim KA, Song WG, Lee HM, Joo HJ, Park JY.** Efeito dos polimorfismos genéticos P2Y1 e P2Y12 na agregação plaquetária induzida por ADP numa população coreana. Thromb Res. 2013;132:221-6.

110. **Fontana P, Dupont A, Gandrille S, Bachelot-Loza C, Reny JL, Aiach M, et al.** A agregação plaquetária induzida por difosfato de adenosina está associada a variações na sequência do gene P2Y12 em indivíduos saudáveis. Circulation. 2003;108:989-95.

111. **Li JL, Fu Y, Qin SB, Liang GK, Liu J, Nie XY, et al.** Associação entre polimorfismos do gene P2RY12 e eventos clínicos adversos em doentes com doença arterial coronária tratados com clopidogrel: A systematic review and meta-analysis. Gene. 2018;657:69-80.

112. **Li X, Jiang L, Sun S, Li W, Li X, Miao Z, et al.** A influência das variantes genéticas ABCB1 e P2Y12 nos resultados clínicos em pacientes chineses com estenose da artéria intracraniana. Clin Exp Pharmacol Physiol. 2018;45:978-82.

113. **Nie XY, Li JL, Zhang Y, Xu Y, Yang XL, Fu Y, et al.** O haplótipo do gene do recetor plaquetário P2RY12 está associado à reatividade plaquetária residual do clopidogrel no tratamento. J Zhejiang Univ Sci B. 2017;18:37-47.

114. **Zhao K, Yang M, Lu Y, Sun S, Li W, Li X, et al.** P2Y12 polymorphisms and the risk of adverse clinical events in patients treated with clopidogrel: a meta-analysis. Drug Res (Stuttg). 2019;69:23-31.

115. **Ulehlova J, Slavik L, Kucerova J, Krcova V, Vaclavik J, Indrak K.** Genetic polymorphisms of platelet receptors in patients with acute myocardial infarction and resistance to antiplatelet therapy. Genet Test Mol Biomarkers. 2014;18:599-604.

116. **Siasos G, Oikonomou E, Vavuranakis M, Kokkou E, Mourouzis K, Tsalamandris S, et al.** Genotyping, platelet activation, and cardiovascular outcome in patients after percutaneous coronary intervention: two pieces of the puzzle of clopidogrel resistance. Cardiology. 2017;137:104-13.

117. **Su J, Zheng N, Li Z, Huangfu N, Mei L, Xu X, et al.** Associação da metilação do ADN do gene GCK com o risco de resistência ao clopidogrel em doentes com síndrome coronária aguda. J Clin Lab Anal. 2020;34:e23040.

118. **Sukmawan R, Hoetama E, Suridanda Danny S, Giantini A, Listiyaningsih E, Gilang Rejeki V, et al.** Aumento do risco de resistência ao clopidogrel e consequente comprometimento do fluxo TIMI por hipometilação do ADN do gene CYP2C19 em doentes com STEMI submetidos a intervenção

coronária percutânea primária (PPCI). Pharmacol Respect. 2021;9:e00738.

119. Krammer TL, Mayr M, Hackl M. microRNAs como biomarcadores promissores da atividade plaquetária na monitorização da terapia antiplaquetária. Int J Mol Sci. 2020;21:3477.

120. Krammer TL, Kollars M, Kyrle PA, Hackl M, Eichinger S, Traby L. Plasma levels of platelet-enriched microRNAs change during antiplatelet therapy in healthy subjects. Front Pharmacol. 2022;13:1078722.

121. Conran N, Rees DC. Prasugrel hydrochloride for the treatment of sickle cell disease. Expert Opin Investig Drugs. 2017;26:865-72.

122. Alaoui MZ, Guy A, Khalki L, Limami Y, Benomar A, Zaid N, et al. Current antiplatelet agents, those under development and therapeutic targets. Med Sci (Paris). 2020;36:348-57.

123. Cavallari LH, Obeng AO. Determinantes genéticos dos inibidores $P2Y_{12}$ e implicações clínicas. Interv Cardiol Clin. 2017;6:141-9.

124. Bonney PA, Yim B, Brinjikji W, Walcott BP. Pharmacogenomic considerations for antiplatelet agents: the era of precision medicine in stroke prevention and neurointerventional practice. Cold Spring Harb Mol Case Stud. 2019;5:a003731.

125. Zhao Z, Wang Y, Tian N, Yan H, Wang J. Síntese e avaliação biológica dos derivados N 6 da 8-azapurina como novos agentes antiplaquetários. RSC Med Chem. 2021;12:1414-27.

126. Kabil MF, Abo Dena AS, El-Sherbiny IM. Ticagrelor. Perfis Drug Subst Excip Relat Methodol. 2022;47:91-111.

127. Sanderson NC, Parker WA, Storey RF. Ticagrelor: desenvolvimento clínico e potencial futuro. Rev Cardiovasc Med. 2021;22:373-94.

128. He S, Lin Y, Tan Q, Mao F, Chen K, Hao J, et al. Resistência ao ticagrelor em doenças cardiovasculares e AVC isquémico. J Clin Med. 2023;12:1149.

129. Zhang X, Zhang X, Tong F, Cai Y, Zhang Y, Song H, et al. A microbiota intestinal induz alta resposta plaquetária em pacientes com infarto do miocárdio com elevação do segmento ST após tratamento com ticagrelor. eLife. 2022;11:e70240.

130. Foley SE, Tuohy C, Dunford M, Grey MJ, De Luca H, Cawley C, et al. Gut microbiota regulation of P-glycoprotein in the intestinal epithelium in maintenance of homeostasis. Microbioma. 2021;9:183.

131. **Máchal J, Hlinomaz O.** Efficacy of P2Y12 recetor blockers after myocardial infarction and genetic variability of their metabolic pathways. Curr Vasc Pharmacol. 2019;17:35-40.

132. **Chen YC, Lin FY, Lin YW, Cheng SM, Chang CC, Lin RH, et al.** A expressão do microRNA 365-3p das plaquetas está correlacionada com uma elevada reatividade plaquetária durante o tratamento em doentes com doença arterial coronária. Cardiovasc Drugs Ther. 2019;33:129-37.

133. **Laurent D, Dodd WS, Small C, Gooch MR, Ghosh R, Goutnik M, et al.** Resistência ao Ticagrelor: uma série de casos e um algoritmo para a gestão de não respondedores. J Neurointerv Surg. 2022;14:179-83.

134. **Eisert WG.** Dipiridamol no tratamento antitrombótico. Adv Cardiol. 2012;47:78-86.

135. **Fontana P, Reny JL.** Farmacogenética e fármacos antiplaquetários. Rev Med Interne. 2005;9:725-32.

136. **Urano M, Kitahara M, Kishi K, Goto E, Tagami T, Fukami T, et al.** Caraterísticas físicas dos cocristais de ácido cilostazol-hidroxibenzóico preparados através de um método de secagem por pulverização. Crystals. 2020;10:313.

137. **Kherallah RY, Khawaja M, Olson M, Angiolillo D, Birnbaum Y.** Cilostazol: uma revisão dos mecanismos básicos e utilizações clínicas. Cardiovasc Drugs Ther. 2022;36:777-92.

138. **de Havenon A, Sheth KN, Madsen TE, Johnston KC, Turan TN, Toyoda K, et al.** Cilostazol para prevenção secundária de AVC: história, evidências, limitações e possibilidades. Stroke. 2021;52:e635-45.

139. **Ikeda Y, Yamanouchi J, Kumon Y, Yasukawa M, Hato T.** Associação da resposta plaquetária ao cilostazol com o resultado clínico e o genótipo CYP em pacientes com enfarte cerebral. Thromb Res. 2018;172:14-20.

140. **Yokoyama T, Yamauchi S, Yamagata K, Kaneshiro Y, Urano Y, Murata K, et al.** Impacto da farmacocinética do cilostazol no desenvolvimento de efeitos secundários cardiovasculares em doentes com enfarte cerebral. Biol Pharm Bull. 2021;44:1767-74.

141. **Lee HI, Byeon JY, Kim YH, Lee CM, Choi CI, Jang CG, et al.** Efeitos dos polimorfismos genéticos CYP2C19 e CYP3A5 na farmacocinética do cilostazol e dos seus metabolitos activos. Eur J Clin Pharmacol. 2018;74:1417-26.

142. **Sharifi-Rad J, Sharopov F, Ezzat SM, Zam W, Ademiluyi AO,**

Oyeniran OH, et al. An updated review on glycoprotein IIb/IIIa inhibitors as antiplatelet agents: basic and clinical perspectives. High Blood Press Cardiovasc Prev. 2023;30:93-107.

143. **Floyd CN, Ferro A.** The PlA1/A2 polymorphism of glycoprotein IIIa in relation to efficacy of antiplatelet drugs: a systematic review and meta- analysis. Br J Clin Pharmacol. 2014;77:446-57.

144. **O'Connor FF, Shields DC, Fitzgerald A, Cannon CP, Braunwald E, Fitzgerald DJ.** Genetic variation in glycoprotein IIb/IIIa (GPIIb/IIIa) as a determinant of the responses to an oral GPIIb/IIIa antagonist in patients with unstable coronary syndromes. Blood. 2001;98:3256-60.

145. **Morrison JT, Govsyeyev N, Hess CN, Bonaca MP.** Vorapaxar para prevenção de eventos cardiovasculares adversos maiores e eventos em membros na doença arterial periférica. J Cardiovasc Pharmacol Ther. 2022;27:1-5.

146. **Anderson MS, Kosoglou T, Statkevich P, Li J, Rotonda J, Meehan AG, Cutler DL.** Ausência de interação farmacocinética entre prasugrel e vorapaxar após administração de doses múltiplas em voluntários saudáveis. Clin Pharmacol Drug Dev. 2018;7:143-50.

147. **Li Z, Gnatenko DV, Bahou WF. Genómica das Plaquetas. In: Gresele P, Kleiman NS,** Lopez JA, Page CP, editores. Platelets in thrombotic and non-thrombotic disorders: pathophysiology, pharmacology and therapeutics: an Update. Cham: Springer; 2017.p.213-26.

148. **Arachiche A, Nieman MT.** The Platelet PARs. In: Gresele P, Kleiman NS, Lopez JA, Page CP, editores. Platelets in thrombotic and non-thrombotic disorders: pathophysiology, pharmacology and therapeutics: an Update. Cham: Springer; 2017.p.171-85.

149. **Castrichini M, Luzum JA, Pereira N.** Pharmacogenetics of antiplatelet therapy. Annu Rev Pharmacol Toxicol. 2023;63:211-29.

150. **Pereira NL, Rihal C, Lennon R, Marcus G, Shrivastava S, Bell MR, et al.** Effect of CYP2C19 genotype on ischemic outcomes during oral P2Y12 inhibitor therapy: a meta-analysis. JACC Cardiovasc Interv. 2021;14:739-50.

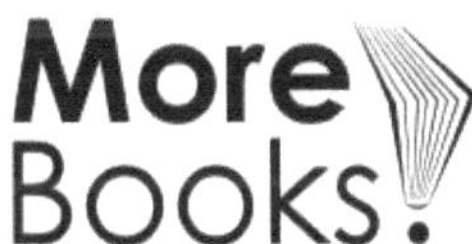

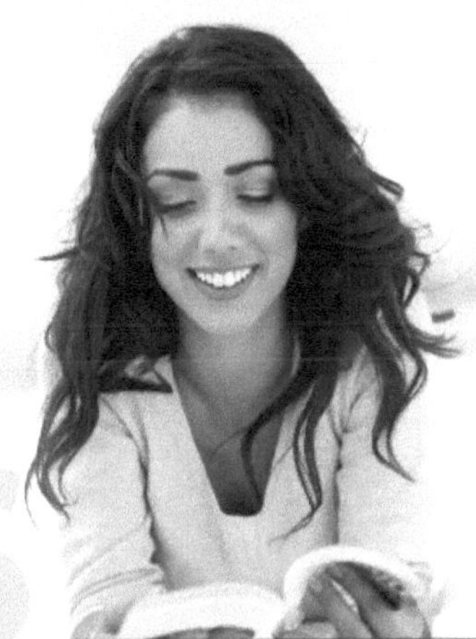

I want morebooks!

Buy your books fast and straightforward online - at one of world's fastest growing online book stores! Environmentally sound due to Print-on-Demand technologies.

Buy your books online at
www.morebooks.shop

Compre os seus livros mais rápido e diretamente na internet, em uma das livrarias on-line com o maior crescimento no mundo! Produção que protege o meio ambiente através das tecnologias de impressão sob demanda.

Compre os seus livros on-line em
www.morebooks.shop

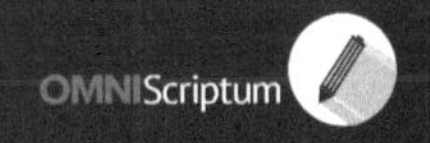

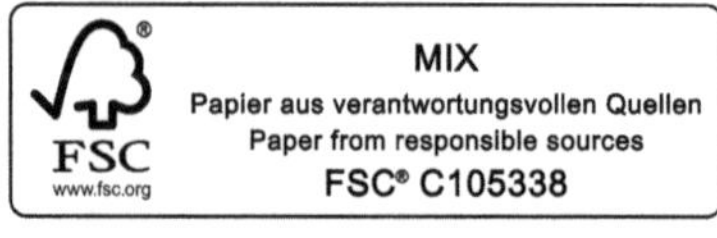